Dein Stoffwechselturbo für die Wechseljahre

Dein Stoffwechselturbo für die Wechseljahre

DR. MINDY PELZ

südwest

Dieses Buch widme ich den drei Menschen,
die mir auf dieser Welt am meisten bedeuten:
meinem Mann, Sequoia, und meinen Kindern,
Bodhi und Paxton.

Danke, dass ihr immer in der ersten Reihe sitzt und
mich anfeuert und für eure Liebe – auch im
Wechseljahreswahnsinn.
Ich liebe es, gemeinsam mit euch durchs Leben zu gehen!

Inhalt

Vorwort

Dieses Buch ist für alle, die sich nicht gesund fühlen, die es nicht schaffen, abzunehmen, und die von sich sagen, dass sie alles versucht haben: Euch allen möchte ich neue Hoffnung geben. Ihr seid nicht alleine, und ob du es glaubst oder nicht, es gibt da etwas, das du noch nicht versucht hast, um der Ursache deiner Beschwerden auf den Grund zu gehen.

Mein Motto lautet: „Zelle gut, alles gut". Das hat sich in meiner persönlichen Lebensgeschichte bewiesen, und mittlerweile hat dieser Ansatz auch Millionen anderen Menschen geholfen. Woran liegt es also, dass du dich nicht rundum gesund fühlst und dass es dir so schwerfällt, abzunehmen oder dich überhaupt an eine Diät zu halten? Die Hormone sind das Problem! Die Ursache für dieses Problem liegt wiederum in deinen Zellen. Dieses einfache Prinzip habe ich mittlerweile Tausenden von Gesundheitsexperten aus aller Welt vorgestellt, und es gibt eine wachsende Gruppe, die sich hinter dem Konzept versammelt. Es ist so simpel, aber es gibt dennoch zu wenige Menschen, die es wirklich verstehen möchten und die wissen wollen, wie es sich anwenden lässt.

Im vorliegenden Buch wirst du auf einfache und verständliche Weise lernen, wie du deine Zellen, und damit auch dein Leben wieder in Ordnung bringen kannst. Ich habe das Glück, schon seit vielen Jahren ein Konzept lehren zu dürfen, das ich

„Pompa-Protokoll" nenne. Es handelt sich dabei um einen Ansatz, der mehrere Therapieformen miteinander vereint, um die Zellen wieder auf Vordermann zu bringen. Schlussendlich kannst du dadurch auch deine Hormonprobleme in den Griff bekommen. Fasten – der Essensrhythmus unserer Urzeitvorfahren –, eine abwechslungsreiche Ernährung und Zellentgiftung sind Teil dieser Lösung auf Zellebene, die du in diesem Buch kennenlernen wirst.

Dr. Mindy Pelz hat diese lebensverändernde Botschaft schon so vielen Menschen nähergebracht, die ich ohne sie niemals hätte erreichen können, und dafür bin ich ihr unendlich dankbar. Sie litt unter den typischen Beschwerden der Perimenopause und der Menopause, mit denen so viele Frauen zu kämpfen haben. Sie kann aus ihrer eigenen Erfahrung sprechen und dem, was ich lehre, eine neue Dimension verleihen. Daraus resultiert ihre Autorität.

„Vom Leid zur Bestimmung" – dieser Wahlspruch begleitet mich seit vielen Jahren, weil alles, was ich heute lehre, auf meinen eigenen Kampf mit einer unerklärlichen Krankheit zurückgeht. Zwar ging es mir nicht wie einer Frau, die mit Wechseljahresbeschwerden zu kämpfen hatte, aber ich litt unter unterschiedlichsten Symptomen, die in einem Spektrum von banal bis bizarr alles abdeckten. Es begann wie die meisten chronischen Krankheiten mit Erschöpfung, Ängsten und Brain Fog („Gehirnnebel", Benommenheit). Dann bekam ich Schlafstörungen, begann überempfindlich auf jegliche Lebensmittel und Chemikalien zu reagieren und konnte nicht mal mehr einen gewöhnlichen Stresspegel bewältigen. Nicht einmal Lärm und weinende Kinder konnte ich aushalten. Mit meiner Schilddrüse stimmte etwas nicht – mein Haar wurde immer dünner. Ich hatte Verstopfung. Trotz schlanker Figur war mein Körperfettanteil zu hoch, und ich hatte kaum noch

Energie. Auch meine Nebennieren waren völlig am Ende. Trotz all dieser Beschwerden waren meine Blutwerte unauffällig. Allein morgens ein T-Shirt für den Tag auszusuchen, war zu viel Stress für mich, und ich übertreibe nicht. Schon so eine alltägliche Aufgabe löste eine enorme Anspannung in mir aus, und ich fühlte mich überfordert. Ich probierte, wie die meisten Menschen mit diesen Symptomen, unterschiedliche Behandlungen aus: für meine Schilddrüse, für meine Nebennieren sowie andere Hormonbehandlungen. Nichts davon setzte aber wirklich an der Wurzel des Problems an.

Wie haben ich, Dr. Mindy Pelz und Millionen anderer Menschen es geschafft, wieder ein gesundes Leben zu führen? Wir haben an der zugrunde liegenden Ursache angesetzt und unsere Zellen mithilfe dieser Strategie wiederhergestellt.

Ich sollte nicht verschweigen, dass Dr. Mindy Pelz unter den Tausenden von Ärzten und medizinischen Fachkräften, die ich unterrichtet habe, eine besondere Stellung einnimmt. Sie gehört zu denjenigen, die ich als „die drei Prozent" bezeichne. Wer zu den drei Prozent gehört, verändert die Welt. Für diese Menschen gibt es kein Wenn und Aber, sie bleiben dran, auch wenn es noch so schwer ist. Sie leben ihre Überzeugungen nicht nur für sich, sondern auch, um anderen mit gutem Beispiel voranzugehen. Sie treiben Innovation voran. Sie sind immer auf der Suche nach neuen Wegen, um noch mehr Menschen mit dem vertraut zu machen, was bereits das Leben vieler anderer verbessert hat. Vor allem aber sind sie zu etwas bestimmt, das größer ist als sie selbst, und das scheinen sie einfach zu spüren. Sie tun das, wozu Gott sie berufen hat. Und mit diesem Buch hat Dr. Mindy Pelz genau das getan.

Wenn du das umsetzt, was du in diesem Buch lernst, wird sich dein Leben zweifellos verändern. Die Bereitschaft, Probleme anzugehen, zeichnet diejenigen aus, die zu den besagten

„drei Prozent“ gehören: Wenn eine lebensverändernde Botschaft sie erreicht, zögern sie nicht lange und verschreiben sich ihr mit Haut und Haaren. Es gibt Studien, die sich mit Menschen beschäftigen, die Außergewöhnliches geschafft haben, wie Krebs oder andere unheilbare Krankheiten zu besiegen, und was glaubst du, war die häufigste Antwort auf die Frage nach ihrem Geheimnis? Sie sagten, sie hätten einfach eines Tages die Entscheidung getroffen, gesund zu werden und alles zu tun, was nötig war, um wieder gesund zu werden. Auch du hast die Wahl. Auch du kannst dich entscheiden, Teil der „drei Prozent“ zu sein und wieder gesund zu werden. Die lebensverändernde Botschaft findest du in diesem Buch, triff auch du jetzt deine Entscheidung!

Dr. Daniel D. Pompa
Autor von *The Cellular Healing Diet*
und *Beyond Fasting*
Park City, Utah, Vereinigte Staaten

KAPITEL 1

In wessen Körper lebe ich?

Ich brauche gar nicht drum herumzureden: Die Wechseljahre sind wirklich hart. Schlaflose Nächte, Stimmungsschwankungen, Schwierigkeiten bei der Gewichtsabnahme, Gedächtnisprobleme, Hitzewallungen, dünner werdendes Haar, vaginale Trockenheit und eine nachlassende Libido sind wahrlich kein Sonntagsspaziergang. Die Wechseljahre sind nicht wie eine schlimme Erkältung, die nach ein paar Wochen wieder vorbei ist. Sie sind ein jahrelanger Prozess, in dem unser Körper massive Veränderungen durchläuft. Die Symptome scheinen völlig willkürlich – sie kommen und gehen ohne Vorwarnung. Hormone, die dich glücklich gemacht, dir einen klaren Kopf und Energie beschert und deine Fettverbrennung angeregt haben, sind nun nicht mehr da. So sehr wir sie auch vermissen, zurückkommen werden sie nicht mehr. Dieser Rückgang in der Hormonproduktion ist wie eine turbulente Achterbahnfahrt. Mit diesem Prozess werden wir häufig ohne befriedigende Lösungen alleine gelassen. Das möchte ich ändern.

Warum teilen Frauen ihre Erfahrungen mit den Wechseljahren so selten mit anderen? Warum statten wir als Gesellschaft Frauen nicht mit besseren Bewältigungsstrategien für den Alltag aus? Warum unterstützen Frauen sich nicht gegenseitig während dieses Prozesses? Ich zähle die Wechseljahre zu den Extremsportarten: Wir brauchen einen Trainingsplan, um uns auf dieses Abenteuer vorzubereiten, und wir müssen uns dabei gegenseitig unterstützen.

Nachdem ich in den letzten zehn Jahren meine eigenen Erfahrungen mit den Wechseljahren gemacht habe, wird mir jetzt bewusst, dass ich damit nicht allein war. Zu viele Frauen machen ähnliche Erfahrungen. Manche trifft es sogar noch schlimmer. In diesem Lebensabschnitt haben viele Frauen mit gesundheitlichen Problemen zu kämpfen. Wenn der Hormonrückgang das ganze Leben umkrempelt, ist das ziemlich mies. Tausende von euch haben sich an mich gewandt, und eure Geschichten haben mich bewegt – so sehr, dass sie mich dazu inspiriert haben, dieses Buch zu schreiben.

In meinen 40ern begann eine ziemliche Talfahrt für meine Gesundheit. Ich feierte meinen 40. Geburtstag in der besten körperlichen Verfassung meines Lebens. Ich war ziemlich überzeugt, dass das Älterwerden mich nicht weiter aus der Bahn werfen würde. Doch zwei Jahre später war meine Gesundheit völlig aus den Fugen geraten: Hitzewallungen, Schlaflosigkeit, Gedächtnisprobleme, Stimmungsschwankungen und unerklärliche Gewichtszunahme waren an der Tagesordnung. Ich fühlte mich, als würde ich in einem fremden Körper leben, mir war, als hätte ein Alien die Kontrolle über meinen Körper übernommen. Ich hatte das Gefühl, keine Kontrolle mehr über meine Gesundheit zu haben. Das Schlimmste war, dass all die Tricks, die ich vorher genutzt hatte, um meine Gesundheit wieder in den Griff zu bekommen, nicht mehr funktionierten.

Was die Wechseljahre besonders schwierig macht, ist die Tatsache, dass die Symptome sehr komplex und unvorhersehbar sind. Häufig wissen wir nicht, wann sie eintreten und wie lange sie anhalten, und es lässt sich nur schwer herausfinden, was sie auslöst. Viele von uns haben sich über Jahre mit den Symptomen des Prämenstruellen Syndroms (PMS) arrangiert, Das war jedoch nichts im Vergleich zum Übergang in die Wechseljahre. Beim PMS durchlaufen wir kurz vor dem Einsetzen der Periode eine vorübergehende Veränderung des Hormonhaushalts. Wir haben Mittel gefunden, um damit umzugehen – zum Beispiel den Verzehr großer Mengen Schokolade. Die hormonellen Veränderungen, die die Wechseljahre mit sich bringen, sind jedoch etwas anderes. Sie sind weniger berechenbar. Die Symptome kommen und gehen. Beschwerden setzen ohne Vorwarnung ein, und das zu den denkbar schlechtesten Zeitpunkten.

Dieses verrückte hormonelle Auf und Ab bringt so viele Emotionen mit sich. Die Beziehungen zu den Menschen in unserem Leben können unter den Stimmungsschwankungen leiden. Wut und Unruhe werden zu treuen Gefährten. Manche von uns werden öfter laut mit ihren Kindern und ihrem Partner, schon die kleinsten Dinge können uns auf die Palme bringen. Das Schlimmste daran ist, dass wir häufig gar nicht wissen, warum wir uns so verhalten. Häufig fühlen wir uns einfach durchgängig gereizt.

Ich habe sehr viele Frauen auf ihrem Weg durch die Wechseljahre begleitet, die mir berichtet haben, sie hätten ihre Lebensfreude vollkommen verloren. Es ist frustrierend, wenn die kleinen Dinge, die uns früher aufgeheitert haben, nicht mehr die gleiche positive Wirkung entfalten. Viele Frauen stellen fest, dass ihr Gedächtnis in dieser Zeit nachlässt. Zu viele suchen während Unterhaltungen nach Worten oder können sich nicht mehr an Namen erinnern. Eine Nacht mit erholsamem Schlaf kann sich für viele Frauen in den Wechseljahren wie ein Luxus anfühlen, der der Vergangenheit angehört. Jede kleine Bewegung, jedes Geräusch weckt uns auf. Einmal wach wälzen wir uns stundenlang von einer auf die andere Seite bei dem Versuch, wieder einzuschlafen. Häufig wachen wir nachts schweißgebadet auf und müssen aufstehen, um das Nachthemd oder den Schlafanzug und die Bettwäsche zu wechseln. Zu viele von uns würden in dieser Phase alles dafür geben, einmal wieder erholt aufzuwachen. Und dann ist da noch die Sache mit dem Gewicht: Können wir einmal über das Zunehmen sprechen? Isst du genauso viel wie vorher – vielleicht sogar weniger –, treibst du mehr Sport und nimmst trotzdem zu? Wenn das passiert, dann ist das einfach nicht fair.

Das Einsetzen der Wechseljahre passiert häufig früher als gedacht, und viele von uns fühlen sich noch zu jung dafür. Die Wechseljahre waren etwas, mit dem sich unsere Mütter auseinandersetzen mussten, als sie älter wurden – aber doch nicht wir! An diesem Punkt in unserem Leben können wir doch unmöglich schon angekommen sein.

So schwer diese Phase für dich auch sein mag, wünsche ich mir, dass du deine Beschwerden jetzt für einen Moment ausblendest, um eine neue Perspektive zuzulassen. Leiden in den Wechseljahren – das muss nicht sein! Ich sage das in vollstem Ernst. Die Symptome, unter denen du leidest, sind Hilferufe deines wunderbaren Körpers. Du musst das nicht aushalten, denn du hast die Kraft, es zu überwinden. Die Wechseljahre sind eine wunderbare Gelegenheit, um in sich hineinzuhorchen und die Bedürfnisse des eigenen Körpers besser kennenzulernen.

Ich möchte dir dabei helfen, dir eine Alltagsroutine aufzubauen, die auf die individuellen Bedürfnisse deines Körpers zugeschnitten ist. Symptome sind ein Segen. Ich weiß, es fühlt sich nicht so an, wenn sie auftreten, doch Symptome sind so etwas wie die Sprache deines Körpers. Versuch bitte nicht, sie zu verteufeln, sondern hör stattdessen hin, denn diese Symptome treten nicht ohne Grund auf.

Ich verstehe, dass es schwer ist, in einem Körper zu leben, der sich plötzlich fremd anfühlt. Ich bin mir auch bewusst, dass diese neuen Symptome deine Lebensfreude beeinträchtigen. Vielleicht hast du schon „alles versucht", um dich besser zu fühlen, und nichts hat geholfen. Trotz unzähliger Kräuter, Nahrungsergänzungsmittel, Medikamente, Diäten und Therapien fühlst du dich immer noch nicht wieder normal. Du weißt nicht weiter und bist extrem frustriert. Keine Sorge, ich bin für dich da – Hilfe ist unterwegs. Sieh dieses Buch als eine Art Handbuch, das dir dabei hilft, die Wogen der Wechseljahre etwas zu glätten. Es hilft, den Fokus in dieser Lebensphase von außen nach innen zu verlagern. Anstatt im Außen nach etwas zu suchen, das deine Symptome heilt, möchte ich dir zeigen, wie du ein Leben im Einklang mit den Veränderungen führen kannst die du gerade durchläufst. Es geht darum, einen Lebensstil zu finden, der die Weisheit würdigt, die deinem Körper innewohnt. Dadurch wird sich auch deine Erfahrung im Außen verändern. Ich möchte dir die Sprache deines Körpers beibringen und dir die richtige Herangehensweise vermitteln, damit du in Zukunft mit deinem Körper zusammenarbeiten kannst, statt gegen ihn anzukämpfen.

Wie du feststellen wirst, bin ich geradezu vernarrt in die Wissenschaft. Es genügt mir nicht, zu wissen, dass etwas funktioniert, ich möchte auch wissen, warum. Die Grundlage meiner Berufspraxis bilden Heilmethoden, die nicht nur etwas bewirken, sondern deren Wirkung auch wissenschaftlich belegt ist. Zu den erschreckendsten Tatsachen, die ich im Zuge meiner Wechseljahre realisiert habe, zählt, dass Frauen in der Postmenopause häufiger von Krankheiten, wie Brustkrebs, Eierstockkrebs, Herzerkrankungen, Diabetes, Demenz und der Alzheimer-Krankheit, betroffen sind. Ich wollte herausfinden, warum das so ist. Was macht Frauen anfälliger für so viele Krankheiten?

Ich fand heraus, dass unser Hormonhaushalt einer Symphonie ähnelt. Jedes Instrument trägt seinen Teil dazu bei, dass ein wunderschönes Musikstück entsteht. Wenn eines dieser Instrumente ausfällt, beeinträchtigt das den Klang des gesamten Stücks. Der Rückgang einiger weniger Hormone ist es, der den Ausbruch von Krankheiten begünstigt. Unsere Hormone während der Wechseljahre ins Gleichgewicht zu bringen, ist nicht bloß eine Frage der geistigen Gesundheit, sondern auch des Überlebens. Es ist mir ein Anliegen, andere Frauen darüber zu informieren. Wenn wir in den Verlauf der Wechseljahre einer Frau eingreifen, kann das helfen, schwere Krankheiten zu verhindern, wie zum Beispiel Krebs, Herzerkrankungen, Altersdemenz, die Alzheimer-Krankheit und sogar Osteoporose. Es ist mir eine Ehre, diese Reise gemeinsam mit dir anzutreten.

Ich glaube fest daran, dass alles in unserem Leben aus einem bestimmten Grund geschieht. Hätte ich nicht mit Schwierigkeiten in meinen Wechseljahren zu kämpfen gehabt, hätte ich mich auch nicht auf die Suche nach Lösungen gemacht, die nun eine Hilfe für viele andere Frauen sind, die den gleichen Prozess durchlaufen. Versuch bitte, unvoreingenommen an die Informationen in diesem Buch heranzugehen. Viele der empfohlenen Methoden stützen sich auf allerneuste Erkenntnisse, aber vielleicht widersprechen sie dem, was du bisher gelernt hast. Die Wissenschaft belehrt uns jedoch eines Besseren. Die Welt, in der wir heute leben, ist anders als sie noch vor Jahrzehnten war. Deshalb müssen wir auch mit den Wechseljahren anders umgehen als die Generationen vor uns.

Ich habe gute Neuigkeiten für dich. Du kannst deinen Symptomen entgegenwirken, ganz gleich, an welchem Punkt der Wechseljahre du dich befindest, und zwar schnell. Du brauchst dazu keine Wunderpillen. Es kann bereits ausreichen, den Lebensstil an den Hormonrückgang anzupassen, der in deinem Körper stattfindet. Ich freue mich darauf, die Anpassungen des Alltags, die die Wechseljahre nicht nur für mich, sondern auch für viele meiner Patienten erträglicher gemacht haben, mit dir zu teilen.

Ich glaube nicht an Wunderpillen, sondern vertraue auf die Kräfte des weiblichen Körpers. Es ist unglaublich, wozu dieser in der Lage ist – zum Beispiel Schwangerschaften. Ist es nicht faszinierend, dass in ihm eine neues Leben heranwachsen kann? Doch in den Wechseljahren findet eine massive Umstellung statt, und unsere Fähigkeit, Kinder zu gebären geht verloren. Du brauchst kein Antidepressivum und kein magisches Kraut, um diese Entwicklung aufzuhalten. Was du brauchst, ist die Umstellung auf eine Lebensweise, die den Veränderungen in deinem Körper gerecht wird.

Wissen ist Macht. Je besser du verstehst, was in deinem Körper passiert, desto mehr wirst du das Gefühl haben, die Kontrolle über deine Gesundheit zu haben. Das Zusammenspiel der Hormone ist eine komplexe Angelegenheit. In diesem Buch möchte ich das Thema für dich verständlich vermitteln, damit du im Einklang mit deinen Hormonen leben kannst, statt gegen sie. Du kannst etwas gegen die Symptome tun. Du kannst deine Wechseljahre mit Bravour meistern. Du bist dem Ganzen nicht so hilflos ausgeliefert, wie dir erzählt wurde. Ich freue mich darauf, dir mit diesem Buch die Kraft zu geben, um dich aus dieser Hilflosigkeit zu befreien.

KAPITEL 2

Willkommen in den Wechseljahren!

Ich bin wahrscheinlich die letzte Person, von der man erwartet hätte, dass sie ein Buch über die Wechseljahre schreibt. Fast mein ganzes Leben hatte ich kaum Probleme mit meinen Hormonen. Meine Periode kam regelmäßig, begleitet von nur wenigen Beschwerden. Ich hatte keine Schwierigkeiten damit, schwanger zu werden. Als ich 30 wurde und mein Mann und ich beschlossen, dass wir ein Kind kriegen wollten, wurde ich sofort schwanger. Ich machte mir wenig Gedanken über mein Hormongleichgewicht. Dann wurde ich 40, und meine Hormone nahmen mich mit auf eine unerwartete Reise. Es war ein wilder Ritt, und es dauerte ein Jahrzehnt, bis ich die Zügel endlich wieder an mich reißen konnte.

Ich habe dieses Buch geschrieben, weil ich mich mit diesem Prozess alleingelassen fühlte. Ich litt unter heftigen Symptomen, die mein Leben stark beeinflussten, doch die einzigen Ratschläge, die ich finden konnte, besagten, dass ich entweder die Zähne zusammenbeißen oder Medikamente einnehmen sollte. Mir gefiel keine dieser Optionen.

Nachdem ich begonnen hatte, meine Erfahrungen auf Social Media zu teilen, erfuhr ich, dass es vielen Frauen ganz ähnlich ging. Auch sie waren von den Wechseljahren ziemlich aus der Bahn geworfen. So wie ich waren auch sie überrascht worden. Mein Weg durch die Wechseljahre begann Anfang 40. Von einem auf den anderen Tag verwandelte ich mich von einer fröhlichen, energiegeladenen und freundlichen Person in ein emotionales Wrack. Ich fühlte mich wirklich, als hätte jemand mein Gehirn gekapert und die Kontrolle über meine Gedanken, meinen Schlaf und mein Wohlbefinden übernommen. Das brachte mein Leben und meine Beziehungen durcheinander und führte dazu, dass ich mich selbst nicht mehr leiden konnte. Aber es war auch der Beginn einer zehnjährigen Suche, die nicht nur dazu geführt hat, dass ich mein eigenes Hormonchaos in den Griff bekommen habe, sondern auch, dass ich inzwischen vielen anderen Frauen helfen konnte, die durch die Höhen und Tiefen ihrer Wechseljahre gegangen sind.

Als ich 40 Jahre alt wurde, hatte ich ein Ziel: meinen Körper in die beste Verfassung meines Lebens zu bringen. Damals bedeutete das für mich, in meine Lieblingsjeans zu passen oder eine bestimmte Zahl auf der Waage zu erreichen. Ich war der Überzeugung, dass gesund zu sein bedeutete, sich gut zu ernähren und viel Sport zu treiben. Ich maß meine Gesundheit an äußeren Faktoren. Solange mir mein äußeres Erscheinungsbild gefiel, ging ich davon aus, dass auch in meinem Inneren alles in Ordnung sein musste.

Mein 40. Geburtstag zog an mir vorbei. Ich hatte andere Frauen über 40 klagen gehört, wie schwer es sei, abzunehmen. Das traf auf mich nicht zu. Ich fühlte mich unbesiegbar, mein Leben lief wie am Schnürchen. Ich hatte zwei wundervolle Kinder, die damals zehn und acht Jahre alt waren, einen liebevollen und unterstützenden Ehemann, eine gut laufende Wellness-Praxis und war von tollen Freunde umgeben.

Nur ein paar Monate nach meinem 40. Geburtstag setzten die ersten depressiven Phasen ein. Sie kamen aus heiterem Himmel, sorgten dafür, dass ich unvermittelt in Tränen ausbrach, und raubten mir die Lebensfreude. Zunächst waren die Phasen kurz und unregelmäßig, doch mit den Jahren wurden sie immer häufiger. Ich bin der Typ Mensch, der sich auch in schweren Zeiten immer auf das Positive konzentriert, daher dauerte es eine Weile, bis ich realisierte, wie deprimiert ich tatsächlich war. Ich probierte alle möglichen Techniken aus, um meine innere Einstellung zu beeinflussen und wieder Freude in mein Leben zu bringen, aber nichts half. Ich konnte mir das alles nicht erklären. Es gab keinen Trigger, kein traumatisches Ereignis, nichts war in meinem Leben vorgefallen, auf das ich mit dem Finger hätte zeigen und sagen können: „Daran liegt es. Deshalb fühle ich mich so traurig."

Aus diesen Jahren mit Depressionen habe ich gelernt, dass es im Leben immer Momente gibt, die auf die Stimmung drücken. Wenn die Dinge nicht so laufen, wie wir es geplant haben, deprimiert uns das. Mit dieser Art von depressiver Phase war ich bereits mit Anfang 40 vertraut. Aber diesmal fühlte es sich anders an. Es war ein sehr intensives und irrationales Gefühl, besser kann ich es nicht beschreiben. Obwohl ich nach außen ein Leben wie aus dem Bilderbuch führte, wollte ich mich nun nur noch zurückziehen. Ich fühle mit all denen, die schon mit dieser Art von Depression zu kämpfen hatten – es ist wirklich hart. Es war, als hätte etwas die Kontrolle über mein Gehirn übernommen, und ich konnte nichts dagegen tun.

An diesem Punkt in meiner beruflichen Laufbahn wusste ich bereits viel über körperliche, aber nur sehr wenig über mentale Gesundheit. Ich machte mich auf die Suche nach

Informationen über Hilfsmittel, wie Ernährung, Sport, Chiropraktik, Akupunktur, Achtsamkeitsübungen, Yoga und Meditation. Ich las inspirierende Bücher, hörte Reden von Motivationsrednern und fragte Freunde um Rat, die schon mit Depressionen zu kämpfen gehabt hatten. All diese Strategien hatten einen positiven Effekt, wirkten aber nur vorübergehend.

Die depressiven Phasen wurden bald von Panikattacken abgelöst. Ich hatte immer wieder mit Ängsten zu kämpfen. Mitten in der Nacht wachte ich mit einem Gefühl extremer Furcht auf. Es gab viele Nächte, die ich mir um die Ohren schlug mit einem „Sorgen-Check", wie ich es nannte. Um zwei Uhr nachts erwachte ich aus dem Tiefschlaf. Panik, Angst und Sorgen überwältigten mich. Mein Verstand machte sich auf die Suche nach einem Grund für diese Panik, um sie einordnen zu können. Ich ging alle Bereiche meines Lebens durch, in denen etwas schiefgelaufen war. Die nächsten zwei Stunden verbrachte ich damit, mich hin und her zu wälzen und zu versuchen, Probleme durch Nachdenken zu lösen, von denen es manche nicht einmal gab. Es fühlte sich an, als stünde ich am Rande des Wahnsinns, aber ich konnte dem Ganzen mit Willenskraft kein Ende setzen.

Dann begannen die nächtlichen Hitzewallungen. Sie waren so schlimm, dass ich mehrmals pro Nacht meinen Schlafanzug wechseln musste. Die Laken waren so durchnässt, dass ich meinen Mann aufwecken musste, um sie zu wechseln. Ich begann, in unserem Bett in einem Schlafsack zu schlafen, um ihn nicht mehr wecken zu müssen. Abgesehen von den Ängsten und den Hitzewallungen wurde insbesondere der Schlafmangel zu einer Herausforderung. Man könnte das Ganze nun einfach als typische Anzeichen der beginnenden Wechseljahre abstempeln, aber ich war gerade einmal 43 Jahre alt und hatte einen regelmäßigen Zyklus, und das Durchschnittsalter für das Einsetzen der Menopause ist 55.

Es war die Hölle. So hatte ich mir meinen Gesundheitszustand in meinen 40ern nicht vorgestellt. Ich wusste, dass mit meinen Hormonen etwas nicht stimmte, aber ich kam nicht darauf, was der Auslöser dafür sein konnte. Welche Umstellung meines Alltags hatte ich noch nicht versucht? Und vor allem beschäftigte mich die Frage: Wie kann ich mich aus diesem Zustand wieder befreien?

Ich habe in Krisenzeiten nie gezögert, andere um Hilfe zu bitten. Glücklicherweise war ich von einer wunderbaren Gruppe kluger Frauen umgeben. Als Erstes wandte ich mich an meine große Schwester. Sie berichtete, dass auch sie in meinem Alter mit Depressionen und Angstzuständen zu kämpfen gehabt hatte und dass Antidepressiva ihr geholfen hatten. Ihr Rat? Vielleicht war es an der Zeit, es mit Medikamenten zu versuchen. Das klang verlockend: Einfach eine Pille schlucken, und dieser Albtraum würde der Vergangenheit angehören. Allerdings hatte ich seit Jahren keine Medikamente mehr eingenommen, und als Vertreterin eines ganzheitlichen Ansatzes war ich mir bewusst, dass Medikamente nur eine oberflächliche Lösung darstellen, da sie nur eine Wirkung auf die Symptome haben aber nicht ihre Ursache beheben. Ich war auch vertraut mit Studien zu den gesundheitlichen Langzeitfolgen einer kontinuierlichen Einnahme von Antidepressiva. Der vielleicht größte Nachteil von Antidepressiva ist, dass es schwer ist, sie wieder abzusetzen. Ich war nicht bereit, so radikal in mein neurochemisches System einzugreifen, und wollte nicht für den Rest meines Lebens auf Medikamente angewiesen sein, um mich ausgeglichen zu fühlen. Es musste doch einen Grund dafür geben, dass ich mich so fühlte wie ich mich fühlte.

Ich wandte mich an meine Freundinnen, von denen viele fünf bis zehn Jahre älter waren als ich. Ihre Reaktion war: „Mach dich auf etwas gefasst, du kommst gerade in die Perimenopause. Das wird ein heißer Ritt!" Mit 43 Jahren? Das leuchtete mir nicht ein. Ich erinnerte mich daran, wie meine Mutter jahrelang geprahlt hatte, dass die Wechseljahre ihr keinerlei Beschwerden bereiteten. Bei ihr hatten sie mit Anfang 50 eingesetzt - ganz ohne Hitzewallungen und depressive Phasen. Oder hatte ich etwas übersehen?

Eines Abends stand ich in der Schule meines Sohnes bei einer Ausstellung von naturwissenschaftlichen Projekten neben einer anderen Mutter. Sie war eine angesehenen Gynäkologin und lebte in unserer Nachbarschaft. Verzweifelt und ratlos wie ich war, sprach ich sie an und schilderte ihr meine Situation. Ihre Antwort veränderte meine Sichtweise auf das Thema „Gesundheit" für immer.

Sie sagte: „Mindy, ich wünschte, ich hätte eine Lösung für dich. Meine Praxis ist voller Frauen in deinem Alter mit den gleichen hormonellen Symptomen, und ich weiß ehrlich gesagt nicht, wie ich sie behandeln soll. Meine medizinischen Fachbücher helfen mir in dieser Sache nicht weiter." Das war ehrlich gesagt nicht, was ich erwartet hatte. Die Worte „eine Praxis voller Frauen mit den gleichen hormonellen Symptomen" und „meine medizinischen Fachbücher helfen mir nicht weiter" hallten noch Wochen nach dieser Unterhaltung in meinem Kopf nach.

Ich kam zu dem Schluss, dass Umweltfaktoren eine Rolle in diesem Hormon-Theater spielen mussten, wenn so viele Frauen davon betroffen waren. Dieser Abend war ein Wendepunkt für mich. Das Gespräch mit der Gynäkologin war der Auslöser dafür, dass ich mich auf die Suche machte und Methoden entdeckt habe, mit denen ich nicht nur meine Wechseljahresbeschwerden, sondern auch die Tausender anderer Frauen bis auf null reduzieren konnte. Es hat mich Jahre an Forschung und viel Durchhaltevermögen gekostet, diese Methoden zu finden, zu verstehen und anwenden zu lernen, aber durch sie konnte ich mir mein Leben zurückerobern – und das Gleiche wird auch dir gelingen.

Im Rahmen meiner Studien stieß ich auf interessante Untersuchungen, die zeigen, dass wir gegenwärtig bei Frauen eine regelrechte Epidemie erleben von Depressionen, Angststörungen, Problemen durch ein hormonelles Ungleichgewicht, Schwierigkeiten bei der Gewichtsreduktion und Schilddrüsenproblemen. Und ja, die medizinischen Fachbücher helfen uns tatsächlich nicht weiter.

In den letzten zehn Jahren habe ich mich intensiv damit beschäftigt, welche Auswirkungen die Giftstoffe in unserer heutigen Umgebung auf uns Frauen haben. Ich bin außerdem fasziniert von all den Untersuchungen, die belegen, wie leistungsfähig unser Körper ist, wenn es darum geht, sich selbst zu entgiften, z. B. mithilfe von Fasten und ketogener Ernährung. Ich kann dir ehrlich versichern, dass ich jetzt mit meinen 50 Jahren glücklicher, gesünder und lebensfroher bin, als ich mit 40 Jahren war.

Die Methoden, die ich in diesem Buch beschreibe, haben mir meine Lebensfreude und meine geistige Klarheit zurückgebracht. Ich schlafe problemlos die ganze Nacht durch und wache morgens erholt auf. Der Nachtschweiß sucht mich nur noch selten heim. Depressionen können sich in meinem Gehirn nicht festsetzen. Wenn mich eine der vereinzelten Panikattacken übermannt, bin ich vorbereitet und habe die nötigen Werkzeuge, um mich schnell wieder zu fangen. Ich fühle mich stark und bin Herrin meiner Lage. Ich fühle mich wieder wie ich selbst.

Meine eigenen Erfahrungen in den Wechseljahren haben in mir den Wunsch geweckt, anderen Frauen zu zeigen, wie sie diese Phase ihres Lebens bewusst gestalten können. Es ist kein unausweichliches Schicksal, dass wir Krankheiten entwickeln und leiden müssen. Wir können unsere Wechseljahre als Chance nutzen, unsere Gesundheit wiederherzustellen und uns in Bestform zu bringen. Ich habe miterlebt, dass die Programme in diesem Buch bei vielen Frauen funktioniert haben. Es ist mir ein solcher Herzenswunsch, Frauen in den Wechseljahren die Möglichkeit zu bieten, ihre Gesundheit wieder auf Kurs zu bringen, dass ich mein gesamtes Behandlungskonzept darauf ausgerichtet habe. Ich habe unterschiedliche Online-Programme für einen Stoffwechsel-Reset für Frauen entwickelt, die teilweise über die Reset Academy, meiner privaten Online-Fastengruppe, erhältlich sind, um Frauen in einem gemeinschaftlichen Rahmen zusammenzubringen und ihnen zu vermitteln, wie sie ihre Symptome überwinden können. Außerdem habe ich ein Entgiftungsprogramm entwickelt, das speziell darauf ausgelegt ist, die Giftstoffe abzubauen, die dem weiblichen Hormonhaushalt schaden.

Verlier bitte nie den Glauben an dich selbst. Du wurdest in einem wunderbaren Körper mit erstaunlichen Selbstheilungskräften geboren. Du musst nur lernen, wie du diese Selbstheilungskräfte anzapfen kannst. Ich freue mich darauf, mich gemeinsam mit dir auf diese Reise zu begeben. Du verdienst es, ein glückliches Leben zu führen.

Dieses Buch ist ein Überblick über meine Erkenntnisse und beschreibt den Weg zurück zu einem gesunden Körper, der nicht nur mich, sondern auch die Frauen in meiner Praxis und meiner Online Community zum Erfolg geführt hat. Es ist mein Geschenk an dich. Ich hoffe von ganzem Herzen, dass du hier die Antworten findest, nach denen du gesucht hast.

KAPITEL 3

Ein Reset für deine Wechseljahres-symptome

Unabhängig davon, an welchem Punkt in den Wechseljahren du dich befindest, möchte ich dir zeigen, wie du deine Symptome wieder loswerden kannst. In den nächsten Kapiteln wirst du ein paar erstaunliche Techniken kennenlernen, mit denen du die Richtung verändern kannst, in die sich deine Gesundheit entwickelt. Als ich beschloss, dieses Buch zu schreiben, hatte ich ein klares Ziel vor Augen: Ich wollte anderen Frauen zeigen, wie sie ihre Wechseljahresbeschwerden selbst wieder in den Griff bekommen können. Die Schlüsselrolle in dieser Geschichte spielt nicht etwa dein Arzt oder deine Ärztin, die Diät, die all deine Freundinnen machen, oder eine Wunderpille, die dich sofort von all deinen Beschwerden befreit. Die Heldin dieser Geschichte bist du selbst - die Magie steckt allein in dir.

Dein Körper ist dafür gemacht, sich selbst zu heilen. Durch den richtigen Lebensstil kannst du diese Selbstheilungskräfte unterstützen. Es ist allerdings nicht mit einer Runde Joggen oder einer dreitägigen Wasserfastenkur getan. Du wirst deinen Alltag an einigen Stellen anpassen müssen, um auch in dieser Phase deines Lebens aufzublühen. Hierbei können dir Techniken, wie das Intervallfasten, eine ketobiotische Ernährung, eine hormonfördernde Ernährung, Entgiftungen, um schädliche Östrogene loszuwerden, und Achtsamkeitsübungen helfen.

Ich habe in den Jahren, seit ich meine ganzheitliche Heilpraxis führe, beobachtet, dass Menschen, die zum ersten Mal alternative, natürlichere Heilmethoden ausprobieren, mit einer Einstellung an sie herangehen, die ihnen aus der konventionellen Medizin vertraut ist. Sie erwarten eine Diagnose und eine Pille.

Nehmen wir den Blutdruck als Beispiel. Du gehst zum Arzt, und es stellt sich heraus, dass der Blutdruck zu hoch ist. Was tut der Arzt? Höchstwahrscheinlich stellt er eine Diagnose und verschreibt dir ein Medikament. Einmal angenommen, du möchtest das Medikament nicht nehmen und es stattdessen mit einem natürlicheren Ansatz versuchen. Du gehst also auf die Suche nach dem einen Mittel, das deinen Blutdruck auf natürliche Weise senken kann. Aber was ist, wenn es nicht nur einen Grund dafür gibt, dass dein Blutdruck zu hoch ist? Was ist, wenn es in Wirklichkeit viele Gründe dafür gibt? Ein einziges natürliches Präparat wird dann nicht die Heilung bringen.

So ist es auch bei deinen Wechseljahresbeschwerden. Aller Wahrscheinlichkeit nach gibt es nicht nur eine Ursache für deine Symptome, sondern mehrere. Lass dich bitte davon nicht entmutigen. Ich habe fünf wesentliche Maßnahmen ausgearbeitet, die du in deinem Alltag umsetzen kannst, um dich wieder besser zu fühlen. Dazu zählt das Anpassen deiner

Essenszeiten, eine Ernährungsumstellung, das Fördern des Mikrobioms, das Senken der Belastung deines Körpers durch Giftstoffe sowie der Stressausgleich. Diesen fünf Lebensbereichen werden wir uns eingehend widmen. Ich stelle dir die neuesten Forschungsergebnisse dazu vor, wie sich diese täglichen Gewohnheiten auf die Hormone auswirken.

Zunächst erkläre ich dir in diesem Kapitel, wie der Körper funktioniert. Dann gebe ich dir Methoden an die Hand, um deinen Körper so zu unterstützen, dass er wieder besser arbeiten kann. Abschließend zähle ich die Schritte auf, die du befolgen solltest, um diese Prinzipien erfolgreich umzusetzen - in der Regel ordne ich diese vom einfachsten zum schwierigsten.

Die Kapitel 4 und 5 sollen dir dabei helfen, deinen Hormonhaushalt in den Wechseljahren zu verstehen. Das ist unerlässlich, denn wenn du erst einmal verstanden hast, was die einzelnen Hormone im Laufe der Wechseljahre bewirken, weißt du auch, an welcher Stelle im Alltag du am besten ansetzen solltest. Lass uns doch noch einmal auf das Beispiel mit dem hohen Blutdruck zurückkommen. Stell dir einfach mal vor, dein Arzt würde zu dir sagen: „Hier sind fünf Gründe dafür, dass dein Blutdruck zu hoch ist", und dir dann fünf Schritte nennen, die du umsetzen könntest, um diese Dinge in Angriff zu nehmen. Würdest du dich nicht viel weniger hilflos fühlen, als wenn dir der Arzt nur ein Rezept in die Hand gedrückt hätte? In Kapitel 4 und 5 legen wir außerdem die Grundlagen für einen neuen Lebensstil, mit dem du deine Wechseljahre genießen wirst.

Wenn du diese Kapitel gelesen hast, tauchen wir ein in die Kapitel 6 bis 10. In diesen Kapiteln beschreibe ich, wie du deinen Alltag so verändern kannst, dass du während deiner Wechseljahre richtig aufblühst. Vielleicht liest du diese Kapitel und fühlst dich wie eine Heldin, weil du bereits viele der Dinge umsetzt, die ich beschreibe. Wenn das so ist, ist das wunderbar. Lies bitte die Schritte am Ende jedes Kapitels, und stell dir die Frage, ob du wirklich jeden einzelnen davon bereits umgesetzt hast. Die meisten Menschen stellen fest, dass sie noch mehr für eine bessere Gesundheit tun können. Wenn du den Mittelteil dieses Buches liest und dabei feststellst, dass du mit all dem überhaupt nichts anfangen kannst, dann blättere bitte einfach zurück und lies das Kapitel von vorne. Befolge dann die Schritte in der Reihenfolge, in der ich sie aufgeführt habe.

Am Ende des Buches zeige ich dir, wie du alle Teile zu einem großen Ganzen zusammenfügen kannst, und gebe dir Hilfsmittel an die Hand, die dich bei deinem Wechseljahre-Reset unterstützen. Am wichtigsten ist, dass du nicht aufgibst. Ich habe keinen Schritt ohne Grund aufgenommen. Wenn man überwältigt ist von der Flut neuer Informationen, kann es leicht passieren, dass in dir negative Glaubenssätze auftauchen, wie „Das ist viel zu schwer“ oder „Das schaffe ich nicht“ oder „Was werden Freunde und Familie über mich denken?“. Hör bitte nicht auf solche Gedanken.

Was ich lehre, ist auf die Bedürfnisse deines Körpers abgestimmt. Wenn du im Einklang mit deinem Körper vorgehst, wirst du feststellen, dass dir die Veränderungen leichtfallen werden. Das beobachte ich immer wieder. Manche Frauen erzählen mir z. B., sie seien unersättliche Naschkatzen, und das würde sich auch niemals ändern. Wenn wir dann ihr Mikrobiom ins Gleichgewicht gebracht haben, verschwindet auch auf einmal das Verlangen nach Süßem. Wir haben nichts weiter getan, als mit den Bedürfnissen des Körpers und nicht gegen sie zu arbeiten, und das Symptom ist verschwunden.

Hier sind die Schritte, aus denen sich dein Wechseljahre-Reset zusammensetzt.

Schritt 1: Ändere deine Essenszeiten.
Schritt 2: Beschäftige dich damit, was du isst.
Schritt 3: Bring dein Mikrobiom in Ordnung.
Schritt 4: Eliminiere Giftstoffe in deinem Körper und in deiner Umgebung.
Schritt 5: Beende den Dauerstress.

Jeder dieser Schritte sollte auf den vorherigen aufbauen. Konzentriere dich bitte einfach darauf, einen Schritt nach dem anderen abzulaufen, so als würdest du eine Treppe Stufe für Stufe hoch steigen. Ehe du dich versiehst, fügen sich all diese Schritte zu einem wunderbaren Alltag zusammen, der dir rundum guttut.

So ging es Cathy. Mit 49 Jahren hatten ihre Wechseljahresbeschwerden einen Höhepunkt erreicht. Nachtschweiß, Ängste, Gedächtnisprobleme, Haarausfall, chronische Erschöpfung, steigende Cholesterinwerte und unerklärliche Gewichtszunahme bestimmten ihren Alltag. Als leistungsstarke Sportlerin war sie es gewohnt, all ihre Beschwerden mit Bewegung zu bekämpfen. Zum ersten Mal in ihrem Leben war Sport nicht die Lösung. Je mehr Sport sie trieb, desto schlimmer wurden ihre Beschwerden sogar. Als ich anfing mit Cathy zu arbeiten, aß sie sechs Mahlzeiten am Tag und betrieb Carboloading. Sie hatte den Glaubenssatz „Das Frühstück ist die wichtigste Mahlzeit des Tages“ verinnerlicht.

Der Lebensstil, den ich in diesem Buch beschreibe, war für Cathy vollkommen neu. Die meisten Techniken, die ich ihr empfahl, schienen sogar dem zu widersprechen, was sie ihr Leben lang über Gesundheit gelernt hatte. Aber ihre alten

Tricks funktionierten nicht mehr. Sie war sich bewusst, dass es jetzt an der Zeit für eine Veränderung war. Sie stürzte sich in den Prozess und folgte den Schritten, die ich oben aufgezählt habe. Als Erstes verschob ich Cathys Frühstück um eine Stunde nach hinten. Anfangs war das eine Herausforderung für sie, doch sie gewöhnte sich schnell daran, und schon ein paar Wochen später war das Intervallfasten fester Bestandteil ihres Tagesablaufs. Schon nach diesem ersten Schritt hatte sie den Eindruck, mehr Energie zur Verfügung zu haben. Meine nächste Aufgabe für Cathy bestand darin, ihre kohlenhydratreiche Ernährung umzustellen. Als Erstes ließ sie die raffinierten Kohlenhydrate weg, wie Brot und Nudeln. Dadurch reduzierte sich ihr Hungergefühl, wodurch sie länger fasten konnte. Durch die längeren Fastenperioden verlor sie das Bauchfett, das sich über die letzten paar Jahre angesammelt hatte.

Nachdem sie nun mehr Energie und weniger Hunger hatte und außerdem an Gewicht verlor, testete ich ihr Darmmikrobiom auf gute Bakterien. Es zeigte sich ein massives Defizit an Bakterien, die Cholesterinwerte senken, schädliche Östrogene abbauen und den Stoffwechsel ankurbeln. Cathy ergänzte daraufhin ihre Ernährung durch eine Auswahl an Obst und Gemüse und nahm mehr polyphenolhaltige, probiotische und präbiotische Lebensmittel in ihren Speiseplan auf. Nach diesem Schritt sanken ihre Cholesterinwerte, und ich bemerkte sogar Veränderungen ihrer Haut und ihrer Haare.

Der letzte Schritt bestand darin, die Belastung ihres Körpers durch Giftstoffe zu senken. Cathys Schwermetalltest ergab sehr hohe Blei- und Quecksilberwerte. Ich brachte ihr bei, diese Giftstoffe auf sichere und effiziente Weise abzubauen, zunächst durch das Öffnen ihrer Entgiftungspfade und das anschließende Ausleiten der Giftstoffe aus Körper und Gehirn. Dieser letzte Schritt gab Cathy ihr altes Leben zurück. Sie konnte wieder durchschlafen, die Angstgefühle verschwanden, ihre Haare fielen nicht mehr aus und der Nachtschweiß gehörte der Vergangenheit an.

Obwohl sie die Wechseljahre noch nicht ganz hinter sich gebracht hatte, kannte Cathy nun Strategien, um ihre Symptome auf ein Minimum zu beschränken. Nachdem sie all diese Schritte umgesetzt hatte, wandte Cathy sich ihrem übervollen Terminkalender zu. Sie plante Auszeiten ein, sagte Veranstaltungsangebote ab, die zu viel Energie beansprucht hätten, und baute mehr Abwechslung in ihren Trainingsplan ein.

Jeder Schritt bedeutete für Cathy eine neue Art, zu leben. Jeder Schritt fühlte sich zunächst ungewohnt an, doch nach einiger Zeit wurde es einfacher und fühlte sich vertrauter an. Das Beste war, dass sich Cathys Gesundheit mit jedem Schritt etwas verbesserte. Ich habe vor Kurzem einen Hormontest bei ihr durchgeführt, und ihr Hormonhaushalt macht einen guten und ausgeglichenen Eindruck. Sie ist jetzt perfekt aufgestellt, um ihre Wechseljahre mit minimalen Beschwerden und niedrigem Krankheitsrisiko zu meistern.

Auch du kannst erreichen, was Cathy gelungen ist. Sie hat keine Superkraft, die du nicht hast. Befolge einfach die Vorgaben in den Schritten. Wenn du etwas mehr Unterstützung brauchst und Teil einer Community sein möchtest, folge einem meiner Online-Programme. Du kannst dich darauf verlassen, dass dieser Prozess auch für dich funktioniert, er tut es jedes Mal.

Als zusätzliches Sahnehäubchen - neben den Anpassungen, die du in deinem Alltag vornehmen kannst, um die Wechseljahre angenehmer zu gestalten - stelle ich auch noch ein paar der modernsten Methoden vor, mit denen du den Heilungsprozess beschleunigen kannst. Ich betone noch einmal, dass das Hauptaugenmerk dieses Buches auf deinen alltäglichen

Gewohnheiten liegt. Auch wenn du begeistert davon bist, was ich in Kapitel 11 über die ewige Jugend schreibe, solltest du trotzdem sicherstellen, dass du die alltäglichen Gewohnheiten für deinen Wechseljahre-Reset aufrechterhältst. Du schaffst das, bestimmt!

Ich habe schon tausendfach miterlebt, wie Frauen ihre Gesundheit wieder auf Kurs gebracht haben. Es kommt dabei nicht darauf an, in welcher Phase der Wechseljahre du dich gerade befindest: Ganz gleich, ob du in der Prä- oder Postmenopause oder mittendrin steckst, auch dir kann ein solcher Neustart gelingen. Ich kann es kaum erwarten, dir zu zeigen, wie das geht.

KAPITEL 4

Du verlierst nicht den Verstand – du verlierst deine Hormone

Die Wechseljahre sind sehr wahrscheinlich die Phase deines Lebens, in der du die wildesten hormonellen Höhen und Tiefen erlebst. Ich verspreche dir: Auch wenn es sich so anfühlen mag, du verlierst nicht den Verstand. Eine Entdeckung, die ich gemacht habe, war, wie wenig ich tatsächlich über meine Hormone wusste. Mir war keineswegs bewusst, dass sie einen solch massiven Einfluss auf mein Leben hatten. Nach meinem Verständnis war die Menopause einfach wie ein Schalter, der umgelegt wurde, sobald man ein gewisses Alter erreicht hatte. Im einen Monat kommt die Periode, im nächsten dann nicht mehr.

Nichts könnte weiter von der Wahrheit entfernt sein. Für viele Frauen sind die Wechseljahre ein zehn- bis fünfzehnjähriger Prozess, während dem ihre Eierstöcke den Betrieb einstellen und andere Organe in die hormonelle Bresche springen. Es kann sein, dass diese Organe bereits überlastet und deshalb der neuen Aufgabe nicht gewachsen sind.

Ich möchte dafür sorgen, dass du Herrin deines eigenen Hormonhaushalts wirst. Voraussetzung dafür ist, dass du ein grundlegendes Verständnis davon hast, welche Hormone während der Wechseljahre den größten Einfluss auf dich haben. Es bedeutet auch, dass du die Organe in deinem Körper kennenlernst, die diese Hormone produzieren – es sind die Organe des endokrinen Systems. In diesem Kapitel werde ich dir die endokrinen Organe vorstellen, die den größten Einfluss auf deine Wechseljahresbeschwerden haben. Außerdem beschreibe ich meine Lieblingsstrategien, um deinem Hormonprofil auf den Grund zu gehen und die Hormone zu ermitteln, die in deinem Fall am meisten Unterstützung benötigen.

Betrachten wir noch einmal, wie unser Körper funktioniert. Ob es uns nun gefällt oder nicht: Der weibliche Körper ist in großen Teilen darauf ausgelegt, ein Kind heranreifen zu lassen und zu gebären. Von dem Moment an, in dem sie in die Pubertät kommen, stehen der Körper und der Geist von Frauen unter dem neurochemischen Einfluss von Hormonen, die große Auswirkungen darauf haben, wie sie sich fühlen. Würde ich all die chemischen Stoffe aufzählen, die in deinem Körper innerhalb eines 28-tägigen Zeitraums ausgeschüttet werden, wärst du schockiert, wie viele neurochemische Stoffe jeden Monat zusammenwirken müssen, damit du dich glücklich fühlst, schlafen kannst und gut aussiehst, außerdem um dich zu beruhigen, dir volles Haar und faltenfreie Haut zu verleihen, deine Schleimhäute vor dem Austrocknen zu bewahren, deine Lust auf Sex zu entfachen, dir Multitasking zu ermöglichen, dich zum Sporttreiben zu motivieren oder sogar damit du die richtigen Worte findest. Seit du in die Pubertät gekommen bist, spielt dein Körper diese wunderbare Symphonie der Hormone, die dich auf so vielen Ebenen unterstützt. Die Herausforderung für eine Frau in den Wechseljahren besteht darin, dass all diese hilfreiche Hormone nun verschwinden.

Das Absinken des Hormonspiegels beginnt in unseren 40ern, aber es ist kein langsamer und stetiger Prozess. Die Hormone spielen in dieser Zeit vollkommen verrückt. Am einen Tag ist der Hormonspiegel höher als üblich und am nächsten Tag ist er quasi auf null. Dadurch entsteht eine emotionale Berg- und Talfahrt, die dir manchmal das Gefühl gibt, den Verstand zu verlieren. Im Grunde gleicht dein Hormonhaushalt an einen Tag dem eines Teenagers und am nächsten Tag dem einer Frau in der Postmenopause, deren Körper kaum noch Hormone produziert.

Bei mir waren die emotionalen Höhen und Tiefen so intensiv, dass ich nie voraussehen konnte, ob ich im nächsten Moment voller Freude und Dankbarkeit sein würde oder ob ich jeden hätte umbringen können, der mich nur falsch ansah. Meine mentale Verfassung schien losgelöst von äußeren Umständen, es fühlte sich an, als hätte irgend etwas die Kontrolle übernommen, so als hätte ein Alien mein Gehirn gekapert und mich machtlos und unberechenbar gemacht. Ich hasste diesen Zustand, aber dieses wahnsinnige Auf und Ab brachte mich letzten Endes dazu, dass ich meinen Körper besser kennenlernen wollte.

Wenn du dich eingehender mit Hormonen beschäftigst, wirst du feststellen, dass es eine Reihe weitverbreiteter Irrtümer über das weibliche Hormonsystem gibt. Wusstest du beispielsweise, dass deine Hormone nicht von einem einzelnen Organ kontrolliert werden? Es ist ein ganzes Team aus mehreren Organen, das die Hormone steuert. Die Vorstellung, es handle sich um nur ein Organ, kommt häufig im Zusammenhang mit Schilddrüsenerkrankungen zum Tragen. Wenn der Stoffwechsel einer Frau nicht mehr richtig funktioniert, überprüfen Ärzte häufig die Funktion der Schilddrüse, um sicherzustellen, dass diese richtig arbeitet. Aber die Schilddrüse ist kein Einzelkämpfer. Sie ist auf Anweisungen von Hypothalamus und Hypophyse im Gehirn angewiesen. Die Schilddrüse als isoliertes Organ zu behandeln, kann eine Schilddrüsenerkrankung niemals vollständig beheben. Stattdessen müssen alle beteiligten Organe - also das gesamte Team - behandelt werden.

Hormondrüsen sind die Organe, die deine Hormone produzieren. Jede Hormondrüse ist Teil eines solchen Teams. Diese Teams haben eigene Namen. Ein Team, das dir vielleicht ein Begriff ist, ist die HHN-Achse mit Hypothalamus, Hypophyse und Nebennieren. Aufgabe dieses Teams ist es, Cortisol zu produzieren, das dir in Stresssituationen Energie und einen klaren Kopf verschafft. Das andere Team, das sich extrem für dich ins Zeug gelegt hat, ist das Sexualhormon-Team, die HHG-Achse. In diesem Team spielen ebenfalls Hypothalamus und Hypophyse, ergänzt durch die Eierstöcke (Gonaden) als endokrine Drüsen. Das Team der HHG-Achse kontrolliert die gesamte Produktion von Östrogen, Progesteron und Testosteron.

In deinen 40ern beginnt das HHG-Achsen-Team einen Gang zurückzuschalten. Es hat über 30 Jahren seinen Job gemacht, und jetzt ist es genug. Dein Körper braucht jedoch weiterhin ein gewisses Maß an Sexualhormonen, daher muss die HHG-Achse ihre Pflichten an ein anderes Team übergeben, und dieses Team ist die HHN-Achse. Es ist diese Übergabe, mit der der Wechseljahreswahnsinn beginnt. Bei vielen von uns muss das HHN-Achsen-Team aufgrund des körperlichen, emotionalen und chemischen Stresses, unter dem wir stehen, schon seit Jahren Überstunden schieben. Wenn das HHG-Achsen-Team seine Arbeit an den Nagel hängt und an die HHN-Achse übergibt, nimmt die Sexualhormonproduktion schnell ab. Dieser Rückgang bringt Angstgefühle, Depression, Schlaflosigkeit, Lustlosigkeit im Bett, Muskelabbau und Gewichtszunahme mit sich und führt dazu, dass du das Gefühl hast, verrückt zu werden. Genauso ging es mir.

Das Schwierige ist, herauszufinden, welches Teammitglied nicht mehr nachkommt und Hilfe braucht. Weil sich auf dem hormonellen Spielfeld so viele Spieler tummeln, führt der Versuch, den sinkenden Hormonspiegel mit Heilkräutern oder Medikamenten zu bekämpfen, häufig nur zu Frustration und Ratlosigkeit. Wenn du bereit bist, die Ärmel hochzukrempeln, um deinen Körper und alles, was in deinem Hormonhaushalt eine Rolle spielt, verstehen zu lernen, kannst du deine Gesundheit auf ein völlig neues Level heben.

Diese Übergangsphase in den Wechseljahren ist ein entscheidender Zeitpunkt. Viele Ungleichgewichte, die im Körper herrschen, treten an die Oberfläche. Diese Ungleichgewichte zu verstehen und auszugleichen, kann lebensrettend sein. Die Wechseljahre sind eine ausgezeichnete Zeit, um einen Gesundheits-Reset zu wagen. Unsere jüngeren Jahre drehen sich vor allem darum, eine Familie zu gründen, eine Karriere aufzubauen und für die Menschen um uns herum zu sorgen. Die Wechseljahre geben uns die Gelegenheit, uns um uns selbst zu kümmern und ganz besonders um unsere Gesundheit, damit wir auch im Alter gesund bleiben.

Deine Hormone während dieser Jahre in den Griff zu bekommen, kann sich wie eine unlösbare Aufgabe anfühlen. Deine Probleme einfach mit einer Pille zu lösen, kann da hin und wieder sehr verlockend erscheinen. Ich verspreche dir: Wenn du dranbleibst und auf deinen Körper hörst, linderst du nicht nur deine aktuellen Beschwerden, sondern tust auch deinem Zukunfts-Ich etwas Gutes. Mein Rat für Frauen, die gerade ihren Hormonhaushalt wieder in Ordnung bringen, lautet: Hab Geduld, und halte eine Art Werkzeugkasten bereit, den du mit wirksamen Hilfsmitteln bestückst.

Den Hormonhaushalt ins Gleichgewicht zu bringen, ist nicht das Gleiche, wie einen verstauchten Knöchel zu behandeln. Es ist sehr viel komplizierter. Es wird sich nicht vermeiden lassen, dass du im weiteren Verlauf deiner Wechseljahre Höhen und Tiefen erleben wirst – daran führt kein Weg vorbei. Aber du hast Einfluss darauf, wie tief diese Tiefen sind.

Für jede von uns muss der „Werkzeugkasten" anders zusammengestellt werden. Für viele ist es beispielsweise hilfreich, Hypothalamus und Hypophyse von Schwermetallen zu befreien, um den Melatoninspiegel auszugleichen und so wieder richtig schlafen zu können, während andere ihre Kohlenhydrataufnahme senken und sich eine Fastenroutine zulegen müssen, um ihre Insulinresistenz zu überwinden. Da die Wechseljahre ein längerer Prozess sind, ist es extrem nützlich, zu wissen, mit welcher Herangehensweise sich welcher Hormonspiegel ausgleichen lässt. So hast du das Ruder wieder selbst in der Hand.

RÄUM DIR SELBST PRIORITÄT EIN

Ich weiß, dass du dich bisher mit Leib und Seele um all die Menschen um dich herum gekümmert hast, aber jetzt ist es an der Zeit, dass du dich mit Leib und Seele dir selbst widmest. Mit unserem Hormonspiegel sinkt auch unser Schutz. In der Übergangsphase der Wechseljahre sind wir anfälliger für

Krankheiten als je zuvor. Auf den Seiten dieses Buchs findest du einige der besten Methoden, um deinen Hormonhaushalt wieder ins Gleichgewicht zu bringen, aber nichts ist wichtiger für ein gesundes Leben, als dem eigenen Wohlbefinden höchste Priorität einzuräumen.

Wie in keiner anderen Lebensphase offenbart sich in den Wechseljahren, in welchen Bereichen dein Leben unausgeglichen ist. Wenn du einen übervollen, stressigen Alltag führst, wird dich das einholen. Wenn du immer essen konntest, was du wolltest, ohne negative Konsequenzen, könnte sich das drastisch verändern, sobald dein Hormonspiegel sinkt. Damit du dich in den Wechseljahren gut fühlst, kann es notwendig sein, deinen Alltag vollkommen umzustellen, doch der erste Schritt besteht darin, einmal tief durchzuatmen und den eigenen Bedürfnissen Vorrang zu geben.

Genauso ging es auch Debbie. Mit 45 Jahren hatte sie nicht nur einen anspruchsvollen Job, sondern am Ende eines Arbeitstages wartet auch die Aufgabe auf sie, sich um ihre Familie zu kümmern. Dazwischen blieb wenig Raum, um an sich selbst zu denken. Mit Anfang 40 war sie so eingebunden, dass sie kaum Zeit hatte, um sich auf sich selbst zu konzentrieren. Selbstfürsorge kannte sie nicht als Mittel, um den Hormonhaushalt ins Gleichgewicht zu bringen – sie war für sie ein Luxusgut. Als ihre Wechseljahresbeschwerden überhandnahmen und sie Schwierigkeiten hatte, mit den Anforderungen des Lebens, das sie sich aufgebaut hatte, mitzuhalten, kam sie in meine Praxis. Ich überprüfte ihren Hormonspiegel und stellte fest, dass ihre Nebennieren nicht gut funktionierten und damit auch ihre Progesteron-, Testosteron- und DHEA-Werte völlig im Keller waren – DHEA steht für Dehydroepiandrosteron. Keine Diät oder Entgiftung konnte Debbie helfen, solange sie sich selbst keine Priorität einräumte.

Der erste Schritt in Debbies Wechseljahre-Reset bestand darin, ihren Terminkalender auszudünnen. Sie musste lernen, nein zu sagen und Auszeiten einzuplanen. Als sie begann, an erster Stelle an sich selbst und ihre hormonellen Bedürfnisse zu denken, gingen auch ihre Symptome langsam zurück.

TESTEN STATT RATEN

Weil so viele Akteure an unserem Hormonhaushalt beteiligt sind, sind Tests von entscheidender Wichtigkeit. Der Test, den ich am hilfreichsten finde, ist der Hormontest DUTCH CompleteTM – kurz DUTCH-Test. Ich mag diesen Test, weil er einfach zu benutzen ist und ein vollständiges Bild all der Hormone liefert, die in den Wechseljahren einer Frau eine Rolle spielen.

Der DUTCH-Test ist ein Urintest für zu Hause. Sie können diesen Test im Internet bestellen. Für den Test werden innerhalb eines zwölfstündigen Zeitraums fünf Urinproben genommen. Die Ergebnisse zeichnen ein genaues Bild der Sexualhormone Östrogen, Progesteron und Testosteron. Der Test gibt auch Aufschluss darüber, wie gut die Nebennieren funktionieren. Das ist sehr hilfreich, um herauszufinden, ob sie ausreichend Cortisol produzieren, und das zu den richtigen Tageszeiten. Auch Neurotransmitter, die Glücksgefühle auslösen, wie Serotonin und Dopamin, werden angezeigt.

Dieser umfangreiche Test gibt außerdem Aufschluss darüber, ob der Körper Giftstoffe effizient ausscheidet und wie gut der Prozess der Methylierung funktioniert, worauf ich in Kapitel 9 noch näher eingehen werde. Man kann sogar sehen, ob die Zirbeldrüse ausreichend Melatonin produziert. Ich denke, du verstehst, warum ich ein Fan dieses Tests bin? Er ist einfach so umfassend und gründlich.

Die Aufschlüsselung der einzelnen Metaboliten von Östrogen gefällt mir am DUTCH-Test vielleicht am besten. „Metabolit“ ist ein Fachwort für „Abbauprodukt“ und bezeichnet die Stoffe, die entstehen, wenn ein chemischer Stoff im Körper abgebaut oder verstoffwechselt wird. In unserem Fall sind die Östrogenabbauprodukte ein wichtiger Indikator dafür, auf welche Weise das Östrogen abgebaut wird. Es kann vorkommen, dass Hormone so verstoffwechselt werden, dass dabei Nebenprodukte entstehen, die Krankheiten fördern. Das trifft insbesondere auf Östrogen zu. Wenn eine Frau weiß, welche Abbauprodukte bei der Verstoffwechselung ihres Östrogens entstehen, kann sie vielen hormonell bedingten Krebsarten vorbeugen.

Es gibt drei Arten von Östrogenabbauprodukten. Eins wirkt schützend und kann hormonell bedingten Krebsarten und Herz-Kreislauf-Erkrankungen vorbeugen. Zwei sind schädlich und können verschiedene Krebserkrankungen verursachen. Das Verhältnis dieser Östrogene zu kennen ist nicht nur für das akute Wohlbefinden wichtig, sondern auch, um das zukünftige Krankheitsrisiko zu senken. Wenn man das Verhältnis der Östrogenabbauprodukte erst mal kennt, kann man Entgiftungstechniken anwenden, um den Wert des schützenden Östrogens zu steigern und den des schädlichen Östrogens zu senken.

Meine 48-jährige Patientin Megan machte kürzlich einen DUTCH-Test, der zeigte, dass ihre schlechten Östrogenwerte sehr hoch und die des schützenden Östrogens sehr niedrig lagen. Bei ihr funktionierte außerdem der Prozess der Methylierung nicht einwandfrei. „Methylierung“ ist ein Begriff, der den zelleigenen Entgiftungsprozess bezeichnet. Wenn die Methylierung nicht richtig funktioniert, kann das für Frauen in den Wechseljahren zum Problem werden, weil die Giftstoffe in der Zelle bleiben und dort Langzeitschäden anrichten. Mein erster Gedanke, als ich Megans Test sah, war: „Wow, diese Informationen könnten Megan das Leben retten.“ Laut der Testergebnisse schien sie auf dem besten Weg, eine hormonelle Erkrankung, wie Brustkrebs, zu entwickeln.

Es stellte sich heraus, dass Megan sehr gerne essen ging, häufig ohne sich dabei Gedanken über die Qualität des Essens zu machen. Sie aß häufig in Fast-Food-Restaurants. Als ich ihre DUTCH-Testergebnisse mit ihr besprach, ließ ich keinen Zweifel daran, dass es an der Zeit war, ihre Ernährungsgewohnheiten umzustellen. Würde sie ihre Ernährung nicht verbessern, könnte es sein, dass sie nicht mehr weit von einer Brustkrebsdiagnose entfernt war. So ausschlaggebend können die Ergebnisse dieses Tests sein.

An Megan gefällt mir besonders gut, dass sie keine halben Sachen macht. Als sie die Ergebnisse ihres DUTCH-Tests sah, brachte sie das in Bewegung. Sie stellte nicht nur ihre Ernährung um, sondern trat auch meinem Online-Programm für einen Stoffwechsel-Reset für Frauen bei, bei dem sie lernte, durch richtiges Essen und Fasten Gewicht zu verlieren. Sie hat mittlerweile knapp 20 kg abgenommen und fühlt sich besser als je zuvor. Das Beste ist, dass wir zum Vergleich noch einen weiteren DUTCH-Test gemacht haben, der zeigte, dass die Werte des guten Östrogens gestiegen und die des schädlichen Östrogens gesunken waren.

Ich bin so fest davon überzeugt, dass dieser Test wichtige Informationen liefert, dass ich jeder Frau empfehle, einen zu machen – egal, ob vor oder nach der Menopause. Wir könnten so viel Leid vermeiden, wenn Frauen ein besseres Verständnis ihres Hormonhaushalts hätten und gegensteuern könnten, bevor es zu spät ist.

Ich möchte sicherstellen, dass du den größtmöglichen Nutzen aus diesem Buch ziehst. Ich habe diese Informationen nicht zusammengetragen, um dich zu unterhalten, sondern um dein Leben zu verändern. Überlege dir bitte, während du die folgenden Kapitel liest, wie du konkret vorgehen willst. Betrachte die Schritte, die ich dir präsentiere, meistere den ersten und wende dich erst dann dem nächsten zu. Ich freue mich darauf, dich bei diesem Prozess zu begleiten. Du hast einen unglaublichen Körper, ausgestattet mit wirksamen Selbstheilungskräften, der gerne für dich und nicht gegen dich arbeiten möchte. Verlier bitte nie den Glauben an dich selbst. Lass dir auch von niemandem erzählen, du müsstest dich einfach mit deinen Beschwerden abfinden, und unterschätze deine eigene Stärke nicht.

Ruf dir beim Lesen der nächsten Kapitel immer wieder die Grundlagen ins Gedächtnis, die ich dir hier vermittelt habe. Denk dabei an Megan, die sich aufgrund ihrer Testergebnisse dafür entschieden hat, ihre eigene Gesundheit zur Priorität Nummer eins zu erklären und einige ihrer Gesundheit abträgliche Gewohnheiten umzustellen. Sie griff ein und korrigierte den Kurs, bevor die zweite Hälfte ihres Lebens von Krankheit bestimmt gewesen wäre. In keiner anderen Lebensphase ist es wichtiger für die Gesundheit, den eigenen Hormonhaushalt zu verstehen, sich an erste Stelle zu setzen und Strategien für die eigene Gesundheit verfügbar zu haben. Legen wir also los. Lerne die einzelnen Hormone kennen, damit du deinen „Werkzeugkasten" mit den für dich nützlichsten Hilfsmitteln bestücken kannst.

KAPITEL 5

Liebes Progesteron, es tut mir leid, dass ich dich nicht richtig zu schätzen wusste

Ich sage es wie es ist: Bevor ich in die Wechseljahre kam, habe ich mir über meine Hormone kaum Gedanken gemacht. Mir war nicht bewusst, welchen Effekt sie auf meinen Gemütszustand und meine Gesundheit hatten. Erst als ich mehr und mehr mit Ängsten zu kämpfen hatte, begann ich, mich mit Progesteron zu beschäftigen. Ich realisierte, was dieses wunderbare Hormon mit seiner beruhigenden Wirkung auf Geist und Körper jeden Monat für mich geleistet hatte. Dann war es nicht mehr vorhanden, und ich wünschte, ich hätte es wieder zurück. Eines Tages, als mich auf dem Weg zur Arbeit besonders viele Sorgen und Ängste plagten, kam mir der Gedanke: „Ich wusste mein Progesteron gar nicht richtig zu schätzen! Dieses Hormon war ein solches Geschenk!" Seither habe ich die Erfahrung gemacht, dass viele Frauen gar nicht wissen, wie sich ihr Hormonspiegel verändert und welche Rolle die einzelnen Hormone für ihr Wohlbefinden spielen. Da die Sexualhormonproduktion in den Wechseljahren ein wildes Auf und Ab durchläuft, ist es hilfreich, die Wirkung dieser Hormone zu verstehen.

Ich sage meinen Klientinnen immer wieder, dass sie, wenn sie ihre Hormone ins Gleichgewicht bringen und sich wieder im Einklang mit sich selbst fühlen wollen, zunächst einmal ein Grundverständnis der Hormone brauchen, die während der Wechseljahre besonders einflussreich sind. Als meine Hormone außer Kontrolle gerieten, setzte ich genau dort an. Ich kramte meine Lehrbücher heraus und tauchte tief in die Grundlagen der weiblichen Physiologie ein. Ich fühlte mich machtlos, und Wissen ist Macht! Mit den Informationen auf den nächsten Seiten möchte ich dieses Wissen vermitteln – und dir damit die Macht über dich selbst zurückgeben.

Der erste Schritt, um wieder etwas Kontrolle zurückzugewinnen, ist, zu verstehen, welche Hormone welche Symptome hervorrufen. Wenn du erst mal ein Grundverständnis der Wirkung der Hormone hast, wird sich zeigen, welche Vorgehensweise für dich die richtige ist.

Beginnen wir mit der hormonellen Hierarchie: Wusstest du, dass Hormon nicht gleich Hormon ist? Manche Hormone können andere übertrumpfen. Das ist das Schlüsselkonzept, das Dr. Anna Cabeca in ihrem Buch *The Hormone Fix* (Die Korrektur der Hormone) vertritt.

Im Kontext der Wechseljahre denkt man wahrscheinlich zunächst an drei Sexualhormone, die als potenzielle Störenfriede infrage kommen: Östrogen, Progesteron und Testosteron. Es erscheint zunächst logisch, dass man der sinkenden Hormonproduktion durch Anheben der Spiegel dieser Hormone entgegenwirkt. Es gibt jedoch noch drei weitere Hormone, die große Auswirkungen auf die Sexualhormone haben. Solange wir diese drei Hormone nicht ins Gleichgewicht bringen, werden wir nichts gegen den sinkenden Spiegel der Sexualhormone ausrichten können und uns nie wieder fühlen, wie vor den Wechseljahren.

Kommen wir nun zu den guten Nachrichten: Was denkst du, welches Hormon an der Spitze der hormonellen Hierarchie steht? Es ist Oxytocin! Erinnerst du dich noch an dieses Hormon? Wenn du Mutter bist, kennst du es von dem Moment, in dem du dein Kind das erste Mal in den Armen hieltst. Erinnerst du dich noch, wie unglaublich sich das angefühlt hat? Warst du schon mal verliebt? Oxytocin ist verantwortlich für dieses unglaublich schöne Gefühl, das sich jedes Mal meldet, wenn du diese geliebte Person siehst. Bist du eine Tierliebhaberin? Rate mal, was uns dieses ruhige und entspannte Gefühl beschert, wenn wir mit unseren Haustieren kuscheln: Die Antwort lautet „Oxytocin".

Oxytocin ist das beste aller Hormone. Das Schöne an unserem Hormonsystem ist, dass es tatsächlich an der Spitze der hormonellen Nahrungskette steht. Wenn viel Oxytocin durch den Körper strömt, ist das ein riesiger Schritt auf dem Weg zu einem ausgeglichenen Sexualhormonhaushalt.

In der Hierarchie das nächste Hormon ist das Cortisol. Ich weiß, ich weiß, das gefürchtete Cortisol. Cortisol ist das Hormon, das die Gesundheit immer wieder aufs Neue aus der Bahn wirft. Es verpasst uns das verhasste Bauchfett, treibt den Blutzuckerspiegel in die Höhe und reißt uns morgens um zwei Uhr aus dem Schlaf, um uns mitzuteilen, dass wir uns in einer Krise befinden. Jedes Mal, wenn du unter Stress stehst oder den Eindruck hast, unter Stress zu stehen, schüttet dein Körper eine ordentliche Dosis Cortisol aus. Cortisol wird sogar dann ausgeschüttet, wenn dein Terminkalender mit schönen

Freizeitaktivitäten überfüllt ist. Cortisol ist das Hormon der „Rushing Woman", der dauergestressten Frau. Der Einfluss dieses Hormons auf die Sexualhormone ist so stark, dass ich ihm ein ganzes Kapitel gewidmet habe. Es soll dir dabei helfen, den Cortisolspiegel ins Gleichgewicht zu bringen. Ich habe bereits Tausende von Frauen durch die Umbruchphase der Wechseljahre begleitet und dabei die Erfahrung gemacht, dass das Reduzieren von Cortisolspitzen von entscheidender Bedeutung ist. Wenn du deinen Cortisolspiegel nicht in den Griff bekommst, wirst du Schwierigkeiten haben, abzunehmen, gut zu schlafen und dich zu entspannen.

In der Hierarchie der Hormone eine Stufe unter Cortisol steht Insulin – das Abnehmhormon. Insulin wird von der Bauchspeicheldrüse ausgeschüttet, wenn wir etwas essen. Je höher der Zuckergehalt der Mahlzeit, desto mehr Insulin wird freigesetzt. Solange wir uns zucker- und kohlenhydratreich ernähren, schüttet der Körper Insulin aus. Wenn der Körper das viele Insulin nicht verarbeiten kann, das aufgrund der Ernährungsweise ausgeschüttet wird, speichert er es in Form von Fett. Dieses Fett kann jahrelang an Ort und Stelle sitzen, bis wir unseren Körper dazu zwingen, darauf zuzugreifen. Dr. Jason Fung, Autor von *Die Schlankformel*, war einer der ersten Ärzte, der darauf aufmerksam machte, dass Gewichtszunahme nicht ausschließlich mit der Kalorienaufnahme zu tun hat, sondern auch mit den Hormonen. Wenn du in den Wechseljahren Probleme mit dem Abnehmen hast, brauchst du Strategien, um die über Jahre in Form von Fett gespeicherte Glukose und das gespeicherte Insulin freizusetzen. Deine Ernährung umzustellen wird allein nicht ausreichen. Deshalb empfehle ich all meinen Patientinnen in den Wechseljahren, eine Fastenroutine in ihren Alltag zu integrieren, die ich in den folgenden Kapiteln beschreiben werde.

Wenden wir uns jetzt endlich den Sexualhormonen zu. Sie stehen in der Hierarchie ganz unten, da die darüber stehenden Hormone einen enormen Einfluss auf sie haben. Die drei Sexualhormone, die die größte Wirkung auf unseren Körper haben, sind Östrogen, Progesteron und Testosteron.

Beginnen wir mit dem Östrogen. Dieses Hormon ist nicht so schlimm wie sein Ruf. Als du jünger warst, hast du dem Östrogen vielleicht die Schuld an deinen prämenstruellen Stimmungsschwankungen zugeschoben. In unserer Gesellschaft ist Östrogen als Verursacher emotionaler Sensibilität und von Krankheiten wie Brustkrebs verschrien. Aber Östrogen ist nicht nur schlecht – es hilft uns auch in vielerlei Hinsicht.

Für den Großteil deines Lebens ist der Östrogenspiegel in deinem Körper immer um den 12. Tag deines Zyklus herum angestiegen. Dieser Anstieg ist das Signal für die Eierstöcke, eine Eizelle zur Einnistung in der Gebärmutter freizugeben. Wenn du Kinder hast, hat Östrogen eine wichtige Rolle dabei gespielt, dass eine Eizelle zur Befruchtung bereitstand. Erst eine ausreichende Menge Östrogen macht eine Schwangerschaft überhaupt möglich. Östrogen verpasst dir außerdem eine Schönheitskur: Wenn der Östrogenspiegel ansteigt und eine Eizelle freigegeben wird, ist dein Körper bereit für eine Befruchtung. Um sicherzustellen, dass du dich auch fortpflanzt, sorgt Östrogen dafür, dass du so attraktiv wie möglich aussiehst. Das bedeutet, dass das Haar dicker wird, die Haut glatt und fest erscheint und dass die Hüften sogar ein extra Fettpolster verpasst bekommen, damit du besonders gebärfähig wirkst. Ob du es glaubst oder nicht – es gibt ein bestimmtes Taillen-Hüften-Verhältnis, das uns angeblich attraktiver macht. Östrogen sorgt auch dafür, dass deine Vaginalschleimhäute mit ausreichend Feuchtigkeit versorgt sind – alles im Namen der Fortpflanzung.

Trotz all dieser positiven Seiten hat Östrogen auch eine Schattenseite, der wir uns bewusst sein sollten. Wie ich bereits erwähnt habe, gibt es drei Typen von Östrogen oder genauer gesagt drei auf Östrogen basierende Stoffwechselzwischenprodukte, sogenannte Metaboliten: ein schützendes und zwei schädliche. Wenn wir zulassen, dass der Anteil der schädlichen Typen zu hoch steigt und der der schützenden absinkt, erhöht sich das Risiko, hormonell bedingte Krebsarten, wie Brust- und Eierstockkrebs, zu entwickeln. In Kapitel 7 zeige ich dir, wie du deine Ernährung so umstellen kannst, dass der Anteil der schützenden Östrogene ansteigt, und in Kapitel 9 geht es darum, wie du vermeiden kannst, dass sich die schädlichen im Körper ansammeln.

Das nächste Sexualhormon, das dir all die Jahre zur Seite gestanden hat, ist das Progesteron. Wenn deine Hormone Charaktere in einem Disney-Film wären, dann hätte Östrogen die Rolle der bösen Stiefschwestern, die all die Aufmerksamkeit auf sich ziehen, während Cinderella - das Progesteron - die ganze Arbeit macht, ohne auch nur ein bisschen Anerkennung dafür zu bekommen. Ich habe dieses tolle Sexualhormon erst richtig zu schätzen gelernt, als es nach und nach aus meinem Körper verschwand. Als ich in die Wechseljahre kam, sackte mein Progesteronspiegel in den Keller, wodurch ich einen unregelmäßigen Zyklus bekam und ängstlich und angespannt wurde.

Vor Beginn der Wechseljahre wurde Progesteron um Tag 21 des Zyklus massenweise ausgeschüttet. Es sorgte dafür, dass die Gebärmutterschleimhaut jeden Monat abgestoßen wurde und die Blutung einsetzte. Progesteron wirkt beruhigend, und es hält außerdem das Östrogen in Schach. Östrogen und Progesteron sind Gegenspieler im Hormonhaushalt: Sinkt der Progesteronspiegel, kann Östrogen stark ansteigen. Das Östrogen-

Progesteron-Gleichgewicht aufrechtzuerhalten ist wichtig, um eine ganze Menge verschiedener Wechseljahresbeschwerden einzudämmen.

Ein niedriger Progesteronspiegel stellt Frauen in den Wechseljahren häufig vor Herausforderungen. Wenn schon Tage vor dem Beginn deiner Periode Schmierblutungen einsetzen, ist das ein Anzeichen für einen niedrigen Progesteronspiegel. Vielleicht erlebst du auch extrem starke Blutungen. Der Progesteronspiegel sinkt bei Frauen in den Wechseljahren häufig aufgrund des Stresses, dem sie in ihren 30ern und 40ern ausgesetzt waren.

Bei vielen Frauen sinkt der Progesteronspiegel in den Wechseljahren, weil weniger von dem Steroidhormon DHEA ausgeschüttet wird. Durch eine Reihe chemischer Reaktionen entsteht aus DHEA Progesteron, Testosteron und Cortisol. Wenn du viele Jahre in einem Dauerstresszustand verbracht hast, kann es sein, dass deine DHEA-Speicher für die Produktion von Cortisol geplündert wurden, da dein Körper Stressreaktionen gegenüber allen anderen Prozessen Priorität einräumt. Dies kann zu niedrigen Progesteron- und Testosteronspiegeln führen. An dieser Stelle erweist sich ein umfangreicher Hormontest, wie beispielsweise der DUTCH-Test, als hilfreich, um den genauen DHEA-Spiegel zu bestimmen. Das Erhöhen des DHEA-Spiegels kann dazu beitragen, die Progesteronproduktion anzukurbeln.

Zu guter Letzt ist da das Testosteron. Du hast Testosteron vielleicht als Männer-Hormon abgespeichert, aber auch für Frauen ist es sehr nützlich. Testosteron unterstützt uns in drei Hauptbereichen: Sex, Motivation und Muskelaufbau. Testosteron regt den Sexualtrieb an. Es beschert uns außerdem die nötige Motivation, um unsere Träume zu verfolgen oder Sport zu treiben. Wenn der Testosteronspiegel in deinem Körper hoch ist, ist es auch im Alter leichter, eine muskulöse Figur aufrechtzuerhalten. Ein niedriger Testosteronspiegel kann erheblich zu Wechseljahresbeschwerden beitragen. Eine typische Kombination von Symptomen, die ich bei Frauen in den Wechseljahren beobachte, besteht aus einem geringen Sexualtrieb, mangelnder Motivation für körperliches Training und sichtbarem Muskelabbau. Das Problem ist in diesem Fall der Testosteronspiegel.

Jetzt, da du weißt, wie die wichtigsten Hormone wirken, die in den Wechseljahren eine Rolle spielen, können wir uns der hormonellen Hierarchie zuwenden. Wenn dein Stresslevel steigt, steigt auch dein Cortisolspiegel. Mit dem Anstieg des Cortisolspiegels geht ein Anstieg des Blutzuckerspiegels einher. Wenn dein Blutzucker ansteigt, wird mehr Insulin ausgeschüttet. Jetzt beginnt dein Körper, Fett schneller zu speichern als gewöhnlich. Die hohen Cortisol- und Insulinwerte beschleunigen den Rückgang der Sexualhormone, was zu Schlaflosigkeit, Haarverlust, Angststörungen, Hitzewallungen, Brain Fog, Problemen beim Gewichtsverlust, niedrigem Sexualtrieb, vaginaler Trockenheit und Muskelabbau führt.

Genau dieses Szenario musste Kimberly, eine meiner Patientinnen, durchleben. Als sie zu mir kam, litt sie unter Symptomen der beginnenden Wechseljahre: Muskelermüdung, nachlassende Libido, Schlaflosigkeit, unerklärliche Gewichtszunahme und vermehrte Angstgefühle. Mit 40 Jahren hatte sie ihre Leichtigkeit verloren. Sie konnte sich nicht entspannen, denn sie hatte immer das Gefühl, dass die nächste Krise bereits hinter der nächsten Ecke lauerte. Ihr Stresspegel war extrem hoch. Bei ihrem Job in einer Hightechfirma im Silicon Valley machte sie regelmäßig Überstunden. Wenn sie nicht arbeiten war, kümmerte sie sich um ihre zwei Kinder. Sie war der Inbegriff einer ständig gehetzten „Rushing Woman".

Eine Freundin erzählte der besorgten Kimberly, die fürchtete, ihre Gesundheit könnte völlig außer Kontrolle geraten, vom Intervallfasten. Als Ingenieurin wollte sie genau wissen, wie und warum das Fasten funktionierte. Sie entdeckte meine YouTube-Videos über das Fasten und beschloss, Intervallfasten in ihren Alltag zu integrieren. Nach nur ein paar Wochen begann sie, Gewicht zu verlieren. Sie fiel nicht mehr ins Nachmittagsloch. Die Ergebnisse motivierten sie dazu, im nächsten Schritt auch ihre Ernährung umzustellen. An diesem Punkt stieß Kimberly auf mein 28-tägiges Hormon-Reset-Programm – in Kapitel 7 zeige ich dir wie dieses Programm funktioniert. Diese beiden grundlegenden Veränderungen brachten Kimberlys Insulinspiegel wieder ins Gleichgewicht. Ihr Gesundheitszustand verbesserte sich langsam, aber nichts half gegen die Muskelermüdung, die nachlassende Libido und die vermehrten Angstgefühle. Daraufhin wandte sie sich direkt an mich. Ich führte einen DUTCH-Test durch und stellte fest, dass ihre Nebennieren völlig ausgezehrt waren. Ich schloss daraus, dass ihr Stresspegel wohl über sehr lange Zeit erhöht gewesen war. Ihre Cortisolwerte waren völlig durcheinander und ihr DHEA- und ihr Testosteronspiegel waren extrem niedrig. Das erklärte die fortbestehenden Beschwerden.

Betrachten wir einmal, was sich in Kimberlys Fall innerhalb der hormonellen Hierarchie abspielte. Im ersten Schritt hatte sie ihre Insulinwerte wieder in Ordnung gebracht. Ihre Insulinwerte wieder ins Gleichgewicht zu bringen, reichte allerdings nicht aus, um ihren niedrigen Testosteronspiegel anzuheben. Auch ihr Cortisolspiegel musste erst wieder ins Gleichgewicht gebracht werden, und genau da setzten wir gemeinsam an. Mit meiner Hilfe gelang es ihr, ihre Nebennieren zu stärken, ihren DHEA-Spiegel wieder anzuheben und ihre Cortisolwerte zu regulieren. Sie begann, sich in ihrer Haut wieder wohlzufühlen. Ihre Angstgefühle verschwanden, ihre Muskelkraft und ihre Libido kehrten zurück. Das Tolle an Kimberlys Geschichte ist, dass sie aufgrund ihrer wiedererweckten Libido auch wieder mehr Oxytocin ausschüttete. Durch den erhöhten Oxytocinspiegel war es leichter, den Cortisolspiegel in Schach zu halten. Der niedrigere Cortisolspiegel erleichterte ihr das Fasten. Das ermöglicht es ihr wiederum, die Insulinwerte auf Dauer niedrig zu halten. Mit einem hohen Oxytocinspiegel, ausgeglichenen Cortisolwerten und einem niedrigen Insulinspiegel konnte sie nun auch ihren Testosteronspiegel wieder anheben. Siehst du, wie sich ein Puzzleteil in das andere fügt? Wenn du einmal herausgefunden hast, wie sich das Puzzle lösen lässt, wirst du deinen Wechseljahresbeschwerden nicht mehr so hilflos gegenüberstehen.

Der Hormonhaushalt von Frauen ist individuell. Man sollte bedenken, dass ein ausgeglichener Insulinhaushalt allein nicht alle Wechseljahresbeschwerden beheben kann. Während du die nächsten Kapitel liest, hast du die Möglichkeit, die Teile deines persönlichen Hormon-Puzzles nach und nach zusammenzusetzen. Jetzt ist es an der Zeit, die Ärmel hochzukrempeln und deine Hormone ins Gleichgewicht zu bringen.

KAPITEL 6

Ist das Frühstück die schädlichste Mahlzeit des Tages?

Wurde dir auch beigebracht, dass das Frühstück die wichtigste Mahlzeit des Tages ist? Und dass dein Stoffwechsel umso schneller arbeitet, je mehr du isst? Lass dir von mir sagen, dass es keine wissenschaftliche Grundlage für diese beiden Essensmythen gibt. Du wirst es vielleicht nicht glauben, aber dass das Frühstück die wichtigste Mahlzeit des Tages ist, stammt aus einem Werbeslogan, mit dem Kellogg's in den 1970er-Jahren für sein neues Produkt, die Cornflakes, warb. Auch sechs bis acht kleine Mahlzeiten am Tag zu essen, hat bisher noch bei niemandem den Stoffwechsel angekurbelt. Tatsächlich steht und fällt beim Abnehmen alles mit nur einem Hormon: dem Insulin.

Ein ausgeglichener Insulinspiegel ist unerlässlich, um gesund zu bleiben. Ob du es nun glaubst oder nicht, aber von allen Hormonen lässt sich Insulin am einfachsten ins Gleichgewicht bringen. Jedes Mal, wenn du etwas isst oder wenn du fastest, nimmst du Einfluss auf deinen Insulinspiegel. Den Insulinspiegel wieder ins Gleichgewicht zu bringen, wird zum Kinderspiel, wenn du erst einmal verstanden hast, wann und was du essen solltest. In diesem Kapitel zeigen ich dir, wie du deinen Insulinspiegel durch eine Veränderung der Essenszeiten wieder ins Gleichgewicht bringen kannst.

Um ein besseres Verständnis dafür zu entwickeln, wie Insulin in unserem Körper wirkt, lohnt sich ein Blick auf die Lebensweise unserer Vorfahren. Obwohl wir heute in einer modernen Welt leben, die von großen technologischen Fortschritten geprägt ist, funktioniert unser Körper im Grunde immer noch so wie der eines Höhlenmenschen. Die Höhlenmenschen in der Urzeit hatten nicht ständig Zugang zu Nahrung. Sie konnten ihr Essen auch nicht kühlen. Während der Wintermonate lagen häufig mehrere Tage zwischen den einzelnen Mahlzeiten. Ihr Körper war darauf ausgelegt, auch ohne Nahrung gute Arbeit zu leisten. Die Höhlenfrauen erwachten meist, ohne direkt etwas essen zu können, und mussten mit dem Essen warten, bis etwas gejagt oder gesammelt worden war. Ohne morgendlichen Zugang zu Nahrung sank ihr Blutzuckerspiegel. Mit sinkendem Blutzuckerspiegel sank auch der Insulinspiegel. Das war jedoch kein Problem für sie, denn ihr Körper konnte auf eine alternative Energiequelle, die Ketonkörper, zurückgreifen. Sobald ihr Blutzucker- und ihr Insulinspiegel in einen niedrigen Bereich abgesunken waren, begann ihre Leber Ketonkörper zu produzieren. Die Ketonkörper wanderten ins Gehirn, was sie wachsamer und energiegeladener machte und eventuell vorhandene Entzündungen in ihren Gelenken zurückgehen ließ. All das diente nur einem Zweck: sie auf die Nahrungssuche vorzubereiten.

Versetzen wir uns nun wieder zurück in unsere heutige Welt. Wir müssen nicht auf die Jagd gehen, um etwas zu Essen zu haben. Uns wurde beigebracht, das Frühstück sei die wichtigste Mahlzeit des Tages. Uns wurde erzählt, dass unser Stoffwechsel umso schneller arbeitet, je mehr wir essen. Nichts könnte weiter von der Wahrheit entfernt sein. Dein Körper funktioniert immer noch auf die gleiche Weise wie der der Höhlenfrauen vor Tausenden von Jahren. Dein Körper ist darauf ausgelegt, zwischen Phasen des Nahrungsüberflusses und der Entbehrung hin und her zu wechseln. Sich nicht an diesen urzeitlichen Essensrhythmus zu halten, führt bei vielen Frauen dazu, dass ihr Körper den ganzen Tag über Insulin ausschüttet. Jedes Mal, wenn sie etwas zu essen in den Mund nehmen, signalisiert das ihrer Bauchspeicheldrüse, Insulin zu produzieren. Den ganzen Tag über zu essen ist eine sichere Methode, um eine Insulinresistenz zu entwickeln. Die Bauchspeicheldrüse produziert ununterbrochen Insulin, und irgendwann sind die Zellen überfordert mit der Menge an Insulin, mit der sie überschwemmt werden, und werden insulinresistent.

Der erste Schritt, um deine Insulinwerte zu regulieren, ist die Anzahl deiner Mahlzeiten zu reduzieren. Das ist leichter, als du vielleicht denkst. Wenn ich zum ersten Mal mit einer Patientin arbeite, konzentrieren wir uns als Erstes auf ihre Essenszeiten, bevor wir uns irgendetwas anderem zuwenden. Anstatt den ganzen Tag über zu essen, was zu einer ununterbrochenen Insulinausschüttung führt, versuchen wir, einen neuen Rhythmus mit weniger Mahlzeiten einzuführen. Das entspricht viel mehr der Funktionsweise des Körpers.

Wenn diese Art von Essensrhythmus neu für dich ist, möchte ich dir folgende Herangehensweise ans Herz legen. Ein 24-Stunden-Zeitraum sollte unterteilt sein in ein Zeitfenster, in dem du isst, und ein Zeitfenster, in dem du fastest. Bisher hast du vielleicht nur während des Schlafens gefastet. Vielleicht war das das einzige sechs- bis achtstündige Zeitfenster, in dem du nichts gegessen hast. Das ist nicht lang genug, damit dein Insulinspiegel sinkt. Es ist vor allem nicht lang genug, um eine Insulinresistenz abzubauen oder den Körper dazu zu bringen, Ketonkörper auszuschütten. Du solltest auf das sogenannte Intervallfasten hinarbeiten. Die erste Form des Intervallfastens, die du meistern solltest, ist, ein Zeitfenster von 13 bis 15 Stunden ohne Essen. Das klingt nach einer beängstigenden Aufgabe? Kein Problem, ich erkläre dir, wie du es auf einfache Weise schaffen wirst.

Der einfachste erste Schritt beim Intervallfasten besteht darin, einfach das Frühstück um eine Stunde nach hinten zu verschieben. Für viele Frauen, mit denen ich arbeite, kann schon dieser erste Schritt zur Herausforderung werden. Am Anfang kann es sein, dass dir schwindelig wird, du hungrig wirst oder schlechte Laune bekommst. Aber denk daran: Du hast deinen Körper darauf trainiert, ein Frühstück zu erwarten. Dieses Training widerspricht jedoch seiner optimalen Funktionsweise.

Wenn du dich dem urzeitlichen Rhythmus deines Körpers entgegenstellst, kann das deutliche Auswirkungen darauf haben, wie du dich fühlst, wie viel Fett dein Körper speichert und wie viele Sexualhormone er produziert. Wenn du dagegen deinen Körper so behandelst, wie es seinen natürlichen Voraussetzungen entspricht, wirst du dabei zuschauen können, wie er heilt.

Sobald du dich mit dem späteren Frühstück wohlfühlst, schiebe es eine weitere Stunde nach hinten. Behalte das ein paar Wochen lang bei, bis es dir leichter fällt. Immer, wenn dir ein neuer Fastenschritt nicht mehr schwerfällt, verschiebe deine Mahlzeiten noch etwas weiter nach hinten, bis du dich daran gewöhnt hast, jeden Tag 15 Stunden zu fasten.

Eine Prüfung der Forschungsergebnisse zum Intervallfasten im *New England Journal of Medicine* ergab kürzlich, dass diese Fastenmethode eine sehr heilsame Wirkung auf den Körper hat. Wenn du Intervallfasten in deinen Alltag integrierst, kann das:

- den Alterungsprozess verlangsamen,
- das Gedächtnis verbessern,
- eine Insulinresistenz rückgängig machen,
- den Abnehmprozess fördern,
- vor neurodegenerativen Krankheiten, wie Demenz und Alzheimer-Krankheit, schützen,
- Krebs vorbeugen,
- Arthritissymptome lindern,
- Asthmaerkrankungen entgegenwirken,
- das Fortschreiten von Autoimmunerkrankungen verlangsamen und
- deine Lebensdauer verlängern.

Intervallfasten kann dein Leben während der Wechseljahre grundlegend verändern. Deswegen empfehle ich dir, zuerst an dieser Stelle anzusetzen, bevor du dich überhaupt damit auseinandersetzt, was du isst. Auf die Ernährung gehe ich in den folgenden Kapiteln noch näher ein. Wenn du das Intervallfasten einmal in dein Leben integriert hast, kann es richtig Spaß machen, eine individuelle Fastenroutine zu entwickeln. Wenn du mir auf Social Media folgst, weißt du bereits, dass ich sieben unterschiedliche Fastenmethoden lehre. Jede Methode wirkt sich anders auf deine Gesundheit aus. Die sieben Fastenmethoden sind Intervallfasten, OMAD-Fasten, Autophagiefasten, die Scheinfasten-Diät, Trockenfasten sowie das drei- bis fünftägige Wasserfasten.

INTERVALLFASTEN

Wie man eine Verlängerung der Fastenzeiträume schrittweise umsetzt, habe ich bereits beschrieben (siehe S. 64). Ziel ist es, für einen Zeitraum von 13 bis 15 Stunden auf Essen zu verzichten. Diese Art des Fastens sollte dir als dauerhafter Bestandteil deines Alltags in Fleisch und Blut übergehen.

Intervallfasten wurde durch den Wissenschaftler Dr. Yoshinori Ōsumi bekannt. 2016 gewann er den Nobelpreis für Physiologie oder Medizin für die Entdeckung des Phänomens der Autophagie. Der Begriff stammt vom griechischen *autophagos*, was „sich selbst verzehrend" bedeutet. Fehlt Nahrung, beginnen die Zellen sich zu regenerieren, indem sie fehlerhafte eigene Bestandteile abbauen. Wenn beim Intervallfasten der Blutzuckerspiegel sinkt, wird die Autophagie aktiviert, und die zelleigene Intelligenz übernimmt das Ruder. Die Zellen gehen in eine Reparaturphase über.

Die andere hormonelle Veränderung, die sich beim Intervallfasten einstellt, ist, dass die Produktion des Wachstumshormons Somatotropin angeregt wird. Es verlangsamt den Alterungsprozess und unterstützt die Fettverbrennung. Somatotropin ist ein wirklich tolles Hormon. Schade ist nur, dass der Körper im Alter von etwa 30 Jahren aufhört, Wachstumshormon zu produzieren. Dann ist das Körperwachstum abgeschlossen und der langsame Prozess des Alterns beginnt. Wie die Forschung wiederholt gezeigt hat, bewirkt das Intervallfasten Wunder, indem es den Körper dazu zwingt, erneut Wachstumshormone zu produzieren. Allein durch Intervallfasten kannst du deine Wachstumshormonproduktion um bis zu 1300 Prozent steigern.[1]

Für Frauen in den Wechseljahren ist Intervallfasten ein Geschenk des Himmels. Deshalb empfehle ich dir damit zu beginnen. Viele von euch werden allein durch das Intervallfasten bereits sehr schnell erste Ergebnisse in Bezug auf Gewichtsverlust, größere Energiereserven und verbesserte geistige Klarheit beobachten.

Erinnere dich an Kimberly, bei der sich auch schnell solche Verbesserungen einstellten. Ihr erster Schritt auf dem Weg zu einem ausgeglichenen Hormonhaushalt bestand darin, ihren Insulinspiegel durch Intervallfasten unter Kontrolle zu bringen. Dieser eine Schritt hatte bereits enorm positive Auswirkungen auf ihren Gesundheitszustand. Nachdem sie diesen ersten Schritt umgesetzt und erste Erfolge gesehen hatte, war sie hoch motiviert, den nächsten Schritt zu gehen.

OMAD-FASTEN

Sobald du dich mit dem Intervallfasten wohlfühlst, empfehle ich dir auf eine 24-stündige Fastenperiode hinzuarbeiten. Diese Fastenmethode wird häufig als „OMAD-Fasten" bezeichnet – „OMAD" steht für „One Meal A Day", „eine Mahlzeit am Tag". Das OMAD-Fasten hat viele Vorzüge. Mein Favorit unter ihnen ist, dass es eine ausgezeichnete Möglichkeit bietet, den Darm zu regenerieren. Untersuchungen des Massachusetts Institute of Technology (MIT) haben ergeben, dass nach 24 Stunden ohne Nahrung die Stammzellbildung im Darm angeregt wird.[2] Diese Stammzellen reparieren dann Schäden an der Darmschleimhaut. Das ist wichtig für alle, die mit einer Darmerkrankung zu kämpfen haben. Wie du in Kapitel 8 erfahren wirst, verfügt dein Körper über eine ganze Reihe Bakterien, die für den Östrogenabbau zuständig sind. Durch OMAD-Fasten lässt sich das Darmmilieu so verändern, dass diese Bakterien besonders gut gedeihen.

24-stündige Fastenperioden sorgen außerdem dafür, dass der Insulinspiegel für längere Zeit niedrig bleibt, was den Körper dazu zwingt, auf vor Jahren gespeicherten Zucker und gespeichertes Insulin zurückzugreifen. Viele empfinden diese Fastenmethode als so einfach und wohltuend, dass sie dazu übergehen, regelmäßig nur eine Mahlzeit am Tag zu essen. Ich empfehle allerdings nicht, diese Fastenmethode täglich anzuwenden. Stattdessen empfehle ich meinen Patienten, ein- bis dreimal in der Woche nach der OMAD-Methode zu fasten, je nachdem, wie intensiv die Heilungsreaktion sein soll, die sie hervorrufen möchten.

36-STUNDEN-FASTEN

Diese Fastenmethode ist die richtige für dich, wenn du eine Insulinresistenz überwinden möchtest. Das 36-Stunden-Fasten empfehle ich Patienten, die sich mit dem Intervallfasten und dem OMAD-Fasten bereits wohlfühlen, aber sich noch eine weitere Gewichtsreduktion wünschen. Je länger wir nicht essen, desto mehr ist der Körper darauf angewiesen, auf die Nährstoffe zurückzugreifen, die er vor Jahren gespeichert hat. Meinen Patienten, die extreme Schwierigkeiten mit dem Abnehmen haben, empfehle ich in der Regel, so lange einmal wöchentlich nach dieser Methode zu fasten, bis sie beginnen, Gewicht zu verlieren.

Du kannst dir nicht vorstellen, dass das funktioniert? Ich habe auf Facebook eine kostenlose Fastengruppe namens „Resetter Collaborative" (http://bit.ly/Resetters, englischsprachige Gruppe) eingerichtet, in der ich einmal im Monat ein Fastentraining angeleitet habe. Die Gruppe bestand aus tollen Menschen aus aller Welt, die sich gegenseitig beim Fasten unterstützten. Ich nenne sie gerne meine „Resetter“, weil sie so motiviert auf einen „Reset“, also einen Neustart, für die Gesundheit hingearbeitet haben. Jeden Monat habe ich dort eine andere Fastenmethode vorgestellt. Die Gruppenmitglieder legten ihre längeren Fastenperioden, wie z. B. das 36-Stunden-Fasten, häufig in diese Themenwoche. Resetter, die jeden Monat an der Trainingswoche teilnahmen, berichteten immer wieder aufs Neue von Erfolgen auf der Waage.

AUTOPHAGIEFASTEN

Das ist vielleicht meine Lieblingsfastenmethode, und zwar aus zwei Gründen. Zum einen, weil sie tolle Ergebnisse liefert, zum anderen, weil sie sich einfach anwenden lässt. Erinnerst du dich noch an Dr. Ōsumis Autophagie-Entdeckung? Es hat sich gezeigt, dass es eine optimale Fastenlänge gibt, wenn man die Autophagie in Gang setzen möchte. Diese liegt zwischen 17 und 72 Stunden. Wenn wir für einen Zeitraum innerhalb dieser Größenordnung fasten, läuft in den Zellen ein umfangreicher Reparaturprozess an. Das verlangsamt den Alterungsprozess, reduziert Entzündungen und beschleunigt die Gewichtsabnahme.

Es gibt zwei Voraussetzungen, die erfüllt sein müssen, wenn man den Prozess der Autophagie anregen möchte. Zum einen muss man für einen Zeitraum von mindestens 17 Stunden – wenn gewünscht auch länger – fasten. Zum anderen darf man über den ganzen Tag nicht mehr als 20 g Protein zu sich nehmen. Sind diese beiden Voraussetzungen erfüllt, kurbelt dies die Autophagie an, und der Körper repariert sich selbst.

SCHEINFASTEN-DIÄT

Diese Art des Fastens wurde von Dr. Valter Longo, einem Forscher der University of Southern California, bekannt gemacht.[3] Er fand heraus, dass sich die Stammzellenproduktion anregen lässt, wenn die tägliche Kalorienaufnahme zwischen 800 und 1000 liegt, kein tierisches Protein verzehrt wird und insgesamt nicht mehr als 20 g Protein gegessen werden.

Seine Studien wurden sowohl mit Typ-1- als auch mit Typ-2-Diabetikern durchgeführt. Er stellte fest, dass die Körper der Studienteilnehmenden, die diese Voraussetzungen an fünf aufeinanderfolgenden Tagen für drei Monate in Folge erfüllten, ausreichend Stammzellen produzierten, um beschädigte Bauchspeicheldrüsenzellen zu reparieren. Ziemlich cool, oder? Als seine Ergebnisse veröffentlicht wurden, war es zunächst schwer nachzuvollziehen, welche Ernährungs- und Fastenvorgaben er in seinen Studien angewendet hatte. Glücklicherweise stellt er die verwendeten Lebensmittel mittlerweile als Teil eines Ernährungsprogramms namens ProLon® der Öffentlichkeit zur Verfügung – das Programm ist auch in deutscher Sprache verfügbar. Ich empfehle ProLon® den Patienten, die von den Vorteilen einer längeren Fastendauer profitieren, aber keine drei- bis fünftägigen Fastenperioden einlegen möchten.

ProLon® ist sehr hilfreich für Menschen wie Cathy, die Schwierigkeiten mit dem Fasten haben. Sie konnte nicht länger als 13 Stunden fasten, ohne dass ihr schwindelig wurde. Ich probierte all meine Fastentricks: Ich erhöhte ihren Anteil guter Fette am Vortag, senkte ihre Verzehrmenge an Kohlenhydraten und unterstützte sie dabei, ihre Frühstückszeit langsam um eine Stunde nach hinten zu verschieben. Nichts half, also ließ ich sie ein fünftägiges ProLon®-Programm machen.

Das machte den Unterschied. Es war für sie der Einstieg in einen Lebensstil des Fastens. Nach ihrem fünftägigen ProLon®-Programm konnte sie ohne Schwierigkeiten auch für längere Zeiträume fasten, wie beim Autophagiefasten oder dem 36-Stunden-Fasten.

TROCKENFASTEN

Um das Trockenfasten ranken sich viele Legenden. Deshalb möchte gleich zu Anfang klarstellen, was es genau ist. Trockenfasten bedeutet für 12 bist 24 Stunden auf Essen und Trinken zu verzichten. Diese Art des Fastens wird auch Time-restricted Eating genannt. Studien, die bisher dazu durchgeführt wurden, untersuchten die Auswirkungen des Verzichts auf Essen und Trinken während religiös motivierten Fastenzeiten.

Die heilende Wirkung des Trockenfastens ist vielfältig. Zum einen wird die Produktion des Proteins BDNF angeregt – „BDNF" steht für „Brain-derived Neurotrophic Factor", was mit „Vom Gehirn stammender neurotropher Faktor" übersetzt werden kann. Es handelt sich um einen Wachstumsfaktor, der auf das Gehirn wirkt, wie Dünger auf die Erde. Er unterstützt die Bildung neuer Nervenzellen im Gehirn, die Gedächtnis und Lernfähigkeit stärken. Zum anderen kann Trockenfasten Entzündungen entgegenwirken. Das ist besonders hilfreich für Frauen in den Wechseljahren, die mit Arthritis oder chronischen Schmerzen zu kämpfen haben.[4] Der dritte positive Effekt, den das Trockenfasten haben kann, ist, dass es den Cholesterinspiegel ins Gleichgewicht bringen kann. Studien haben gezeigt, dass Trockenfasten den Wert des guten HDL-Cholesterins steigern und den des schlechten

LDL-Cholesterins senken kann.[5] Ein letzter Vorteil des Trockenfastens für eine Frau in den Wechseljahren ist die Tatsache, dass es Osteoporose vorbeugen kann. Die Nebennieren produzieren während des Intervall-Trockenfastens vermehrt das Hormon Parathyrin oder Parathormon. Es stimuliert die Knochenresorption und die Knochenneubildung und steigert die Calciumwerte im Blut.[6]

So wunderbar die Effekte des Trockenfastens auch klingen mögen, möchte ich doch zur Vorsicht raten. Zunächst einmal rate ich davon ab, das Trockenfasten für einen Zeitraum von über 24 Stunden zu betreiben. Der Körper ist nicht dafür gemacht, tagelang ohne Wasser auszukommen. Außerdem sind viele Menschen der Meinung, dass Trockenfasten bereits nach einem Tag die gleiche Wirkung entfaltet wie nach drei Tagen. Ich habe überall nach passenden Studien gesucht, aber ohne Erfolg. Trockenfasten ist kein Ersatz für längeres Wasserfasten. Allerdings beobachte ich bei meinen Patienten nach 24 Stunden Trockenfasten häufig einen intensiveren Prozess der Ketose als nach dem Wasserfasten für den gleichen Zeitraum.

Viele meiner Patienten haben so viel Spaß am Fasten, dass sie mit den verschiedenen Fastenmethoden experimentieren, um herauszufinden, welche ihnen die besten Ergebnisse liefert. Manche schrecken vor dem Trockenfasten etwas zurück. Karen, eine Frau in den Wechseljahren, die Schwierigkeiten mit Osteoporose hatte, war dagegen auf der Suche nach der förderlichsten Fastenmethode für ihre Knochendichte. Die Forschungsergebnisse über die stimulierende Wirkung des Trockenfastens auf die Parathormonproduktion, die ich auf meiner Website gepostet hatte, motivierten sie dazu, es auszuprobieren. Sie hielt sich an meine Empfehlung und begann mit einem Fastenintervall von 12 Stunden. Jede Woche integrierte sie ein 12-stündiges Trockenfastenintervall. Nach einigen Wochen, fühlte sie sich mit dem Trockenfasten wohl, und sie erweiterte den Zeitraum auf 24 Stunden. Nach drei Monaten des wöchentlichen Trockenfastens stellte sie fest, dass sie schneller Gewicht verlor und einen klareren Kopf hatte, und bei ihrer nächsten Knochendichtemessung zeigte sich außerdem, dass sich auch ihre Knochendichte verbessert hatte. So können „Wunder" aussehen, die das Fasten bewirken kann!

DREI- BIS FÜNFTÄGIGES WASSERFASTEN

Dies ist die Königsdisziplin des Fastens. So abschreckend es auch klingen mag: Drei oder mehr Tage nur mit Wasser und ohne Essen auszukommen, kann eine großartige Erfahrung sein. Dr. Valter Longo war derjenige, der diese Fastenmethode in den letzten Jahren bekannt gemacht hat. Er entdeckte, dass Krebspatienten, die eine Chemotherapie durchlaufen hatten, einen Reset ihres gesamten Immunsystems erreichen konnten, wenn sie drei Tage auf Essen verzichteten. Alte Immunzellen, wie weiße Blutkörperchen, T-Helferzellen und andere CD4-tragende Zellen, die nicht mehr effektiv arbeiteten, regenerierten sich nach drei oder mehr Tagen des Wasserfastens. Dieser Regenerationsprozess wurde angestoßen durch die Bildung von Stammzellen.

Ich empfehle diese Fastenmethode für Patienten, die einer Krebserkrankung vorbeugen, die Heilung verletzter Körperteile unterstützen oder ihren Zellen einen allgemeinen Neustart ermöglichen möchten. Ein paar Mal im Jahr eine drei- bis fünftägige Wasserfastenkur einzulegen, kann regelrecht Wunder bewirken. Es kann den Alterungsprozess verlangsamen, den Stoffwechsel wieder zum Laufen bringen, dem Immunsystem einen Neustart ermöglichen und beschädigte Gehirnzellen regenerieren. Ich betone immer wieder, dass das Fasten wegen seiner vielen positiven Effekte fester Bestandteil deines Alltags werden sollte.

Nach welchen Kriterien solltest du entscheiden, welche dieser vielen Fastenmethoden du anwenden solltest? Letzten Endes wünsche ich mir, dass du alle sieben selbstbewusst anwenden kannst. Ich weiß, dass ein paar dieser Methoden abschreckend wirken, besonders am Anfang, aber die Studien sprechen eine klare Sprache: Fasten ist heilsam. In den Wechseljahren können wir diese heilsame Wirkung sehr gut gebrauchen. Die Wechseljahre sind eine entscheidende Zeit. Wenn du lernst, diese Fastenmethoden miteinander zu kombinieren, kann es dir gelingen, den Alterungsprozess deutlich zu verlangsamen.

Die meisten meiner Patienten stellen sich eine wöchentliche Fastenroutine zusammen. Für den Anfang empfehle ich eine 5-1-1-Routine. Fünf Tage die Woche machen sie 13- bis 15-stündiges Intervallfasten. An einem Tag der Woche fasten sie für einen längeren Zeitraum und arbeiten auf das 24-stündige OMAD-Fasten hin, und an einem Tag in der Woche fasten sie gar nicht. Das ist eine tolle Routine, um das Fasten als festen Bestandteil des Alltags zu etablieren. Andere Routinen, die ich Patienten empfehle, sind die 4-2-1- und die 3-3-1-Routine.

Die 4-2-1-Routine ist für Menschen gedacht, die schneller Gewicht verlieren möchten. An vier Tagen die Woche wird für 13 bis 15 Stunden gefastet. An zwei Tagen die Woche wird diese Fastenperiode auf 24-stündiges OMAD-Fasten ausgedehnt. An einem Tag in der Woche wird das Fasten dann ganz ausgesetzt. Wie schon gesagt, diese Routine ist besonders hilfreich, wenn du deine Gewichtsabnahme beschleunigen willst.

Und schließlich wende ich bei Patienten, die in einer schweren Heilungskrise stecken oder massive Probleme mit dem Abnehmen haben, die 3-3-1-Routine an. Bei dieser Routine wird sehr viel gefastet. Drei Tage die Woche machen diese Patienten Autophagiefasten, drei Tage die Woche OMAD-Fasten und an einem Tag in der Woche erweitern sie ihre Fastenperiode auf 36 Stunden (ich weiß, das ist etwas länger als eine Woche). Was längere Fastenkuren, wie das drei- bis fünftägige Wasserfasten, betrifft, empfehle ich, diese zweimal jährlich in die Routine zu integrieren, um die Gesundheit optimal zu fördern und Krankheiten vorzubeugen.

Sei einfach neugierig, und experimentiere mit den unterschiedlichen Methoden. Wenn du lernen möchtest, wie diese Fastenmethoden funktionieren und welche davon sich am besten für dich eignet, werde Teil der kostenlosen Facebook-Gruppe „Resetter Collaborative“: http://bit.ly/Resetters. Die Gruppe ist ein ausgezeichneter Einstieg in die Welt des Fastens. Unter den Mitgliedern sind viele Fastenneulinge, und du wirst Menschen aus aller Welt kennenlernen, die mithilfe des Fastens bereits erstaunliche Erfolge erzielen konnten. Darunter beispielsweise Theresa, eine 47-jährige Resetterin, die zwischen Intervallfasten, OMAD-Fasten und dreitägigem Wasserfasten hin und her wechselt. Das macht sie nun seit einem Jahr und hat bereits über 20 kg abgenommen. Das ist ein deutlicher Effekt!

WANN SOLLTE MAN LIEBER NICHT FASTEN?

Jetzt, da ich dir das Fasten so schmackhaft gemacht habe, lass uns darüber sprechen, wann es ratsamer ist, nicht zu fasten. Das ist besonders wichtig für dich, wenn du dich noch mitten in den Wechseljahren befindest. Wenn du nämlich noch einen Menstruationszyklus hast, rate ich stark davon ab, in der Woche vor der Periode längere Fastenperioden einzulegen. In dieser Zeit sollte der Körper Progesteron produzieren. Wenn du jedoch für 24 Stunden oder sogar länger fastest, kann es passieren, dass der Progesteronspiegel noch niedriger sinkt, als er vielleicht ohnehin schon ist. Intervallfasten ist während dieser Phase dagegen in Ordnung.

Eine Frage, die mir häufig gestellt wird, ist: „Was mache ich, wenn ich nicht weiß, wann meine Periode einsetzt?" Wenn du noch einen Zyklus hast, empfehle ich dir, ihn zu dokumentieren, auch wenn er sehr unregelmäßig ist, und nach Tag 21 deines Zyklus keine längeren Fastenperioden von über 24 Stunden mehr einzulegen. Wenn du noch deine Periode bekommst, aber nur noch ab und zu, kann die App Clue ein hilfreiches Werkzeug sein. Du kannst die App auf deinem Handy installieren und den ersten Tag deiner Periode eingeben. Es ist eine einfache Möglichkeit, um den Überblick über einen unbeständigen Zyklus zu behalten. Wenn du allerdings bereits seit einem Jahr oder länger keine Periode mehr bekommen hast, brauchst du dich an diese Ratschläge nicht mehr zu halten. Dann kannst du fasten, wann immer du möchtest.

Als letzten Ratschlag möchte ich dir noch an die Hand geben, dich keinesfalls von den Veränderungsprozessen überwältigen zu lassen, schließlich arbeitest du noch daran, das Fasten in deinen Alltag zu integrieren. Wenn du über diese Fastenmethoden liest und dir nicht vorstellen kannst, für einen längeren Zeitraum zu fasten, dann fang klein an. Fasten kann Spaß machen, wenn man erst einmal den Dreh heraus hat. Wenn wir das Essen einmal ausklammern, können Wunder geschehen.

RESHMAS GESCHICHTE

Mit 49 Jahren beschloss Reshma, ins Fasten einzusteigen. Sie begann mit Intervallfasten und fastete jeden Tag für 16 Stunden. Sie entdeckte, dass Intervallfasten für sie viele Vorzüge hatte. So fühlte sie sich beispielsweise energiegeladener und verlor hin und wieder etwas Gewicht. Seit vielen Jahren hatte sie mit einer bakteriellen Fehlbesiedelung des Dünndarms (Small Intestinal Bacterial Overgrowth, SIBO), und den dadurch entstehenden starken Bauchschmerzen und Blähungen zu kämpfen. Sie hatte ihre Symptome bereits erfolgreich mithilfe einer Ernährungsumstellung unter Kontrolle gebracht, wollte jedoch zusätzlich noch das Fasten ausprobieren. Direkt nachdem sie die Ernährungsweise, die ihr guttat, durch Fastenintervalle ergänzt hatte, verlor sie ordentlich an Gewicht. Zum ersten Mal seit Jahren schöpfte sie Hoffnung, dass sie sich irgendwann wieder vollkommen gesund fühlen würde.

Als sie sich wieder besser fühlte, wurde Reshma, so wie viele andere auch, nachlässiger mit ihren Ernährungsgewohnheiten und Fastenzeiten. Das Gewicht und ihre Darmbeschwerden kamen langsam wieder zurück. Sie wusste, dass es an der Zeit war, ihre Gesundheit wieder auf Kurs zu bringen. Das war der Zeitpunkt, an dem ich eine individuelle Fastenroutine für sie erstellte.

Anfangs hatte sie Bedenken, für längere Zeiträume zu fasten, doch sie hatte schon so viele Berichte von Menschen gelesen, die Unglaubliches mithilfe des Fastens erreicht hatten, dass sie es selbst ausprobieren wollte. Zunächst ließ ich sie ihr Fastenintervall zweimal wöchentlich auf 18 Stunden erweitern und fügte einen OMAD-Fastentag in der Woche hinzu. Die längeren Fastenzeiten gefielen ihr irgendwann so gut, dass sie sogar einen Tag des Trockenfastens integrierte.

Mit dieser neuen Fastenroutine funktionierte das Abnehmen wie von selbst. Es war eine tolle Entwicklung. Sie hatte jedoch weiterhin Probleme mit Blähungen. Ich ermutigte sie, zwischendurch für längere Zeiträume, beispielsweise für 48 Stunden, zu fasten. Das machte einen großen Unterschied. Sie nahm noch mehr ab und die Blähungen verschwanden.

Gerade als sie mit ihrer Fastenroutine richtig in den Tritt gekommen war, entwickelte sie Schmerzen in ihrem linken Ohr. Sie hielten an. Sie machte einen Hörtest und ein CT, aber beides war unauffällig. Sie fragte sich, ob dieser Schmerz irgendetwas mit ihren Darmproblemen zu tun haben könnte. Sie hatte mithilfe des Fastens schon so viele Erfolge erzielt, dass sie beschloss, einen Versuch zu starten, um damit ihre Ohrenbeschwerden zu bekämpfen.

Eines morgens wachte sie auf und sagte sich: „Das war's jetzt. Ich faste für 72 Stunden." Am dritten Tag des Fastens verschwand der Schmerz. Es war wie ein Wunder. Sie war jetzt überzeugt: Fasten heilt.

Für 72 Stunden zu fasten ist jetzt für sie zum Ritual geworden, wann immer sie körperliche Beschwerden hat. Es ist unglaublich, wie energiegeladen sie während ihrer Fastenzeiten ist. Ihr Brain Fog verschwindet vollständig, und sie hat einen viel klareren Kopf. Sie ist sogar kreativer in dieser Zeit. Sie entwickelt Rezepte, und das Fasten beflügelt ihre Kreativität in der Küche. Sie hat nur noch selten solche Probleme mit Blähungen, wie sie sie hatte, wenn ihre SIBO-Erkrankung aufflammte. Jegliche Schmerzen verschwinden, wenn sie für 72 Stunden fastet. Der größte Erfolg von allen ist die Tatsache, dass sie nur noch 6 kg von ihrem Wunschgewicht entfernt ist. Als sie mit dem Fasten begann, wog sie 77 kg. Heute wiegt sie nur noch 61 kg. Fasten ist wahrlich ein Wunder.

NÄCHSTE SCHRITTE, UM DAS FASTEN IN DEINEN ALLTAG ZU INTEGRIEREN

- Verschiebe dein Frühstück um eine Stunde nach hinten.
- Verschiebe dein Frühstück so lange nach hinten, bis du dich mit einem 15-stündigen Fastenfenster wohlfühlst.
- Mach das Intervallfasten (13 bis 15 Stunden ohne Essen) zu einem festen Bestandteil deiner alltäglichen Routine.
- Widme einen Tag der Woche dem OMAD-Fasten.
- Wenn du die Schritte oben umgesetzt hast, kannst du beginnen, mit den anderen Fastenmethoden zu experimentieren.
- Werde Mitglied meiner Facebook-Gruppe Resetter Collaborative (http://bit.ly/Resetters), und mach bei der Fastentrainingswoche mit, um in Übung zu kommen.

Das Fasten kann auf so viele wundersame Arten heilsam wirken. Wenn Fasten für dich Neuland ist und du dich unsicher fühlst, empfehle ich dir, dich an die oben genannten Schritte zu halten. Ich habe schon erlebt, wie sogar die zurückhaltendsten Neulinge schnell in eine Fastenroutine hineingefunden haben. Fasten entfaltet eine heilende Wirkung. Ich freue mich, wenn auch du diese positiven Effekte bald am eigenen Leib erleben kannst. Lass uns jetzt einmal genauer darüber sprechen, was du denn nun genau essen solltest, wenn das Fastenintervall beendet ist.

KAPITEL 7

Ketogene Ernährung in den Wechseljahren

Nachdem ich ausführlich erläutert habe, nach welchen Prinzipien du entscheiden kannst, wann du am besten isst, sollten wir nun darüber sprechen, was du essen solltest. In diesem Kapitel möchte ich dir zeigen, welche Lebensmittel dabei helfen können, zurückgehende Hormonspiegel anzuheben. Vielleicht hast du, wie viele Frauen, den Großteil deines Lebens Kalorien gezählt. Wenn du abnehmen wolltest, hast du weniger gegessen und mehr Sport getrieben. Diese kalorienzentrierte Abnehmstrategie zählt allerdings zu den schlechtesten Methoden, wenn man Gewicht verlieren möchte. Sieh dir nur die Masse von Menschen an, die mit Fettleibigkeit zu kämpfen haben. So viele Frauen hungern sich aus, indem sie sich nur von fettarmen Lebensmitteln voller künstlicher Zusatzstoffe ernähren, und dann versuchen, das aus ihnen resultierende Fett durch viele Stunden im Fitnessstudio wieder zu verbrennen. Diese Abnehmstrategie lässt sich auf Dauer nicht nur schwer durchhalten, sie bringt zudem den Stoffwechsel durcheinander und erschwert das Abnehmen in der Zukunft. Ich möchte damit aber auf keinen Fall sagen, dass du aufhören solltest, Sport zu treiben, aber du solltest aufhören, Kalorien zu zählen!

Wenn du also keine Kalorien mehr zählst, was zählst du dann? Denk daran, dass dieses Buch dich dabei unterstützen soll, deinen Alltag so umzustellen, dass deine Hormone wieder ins Gleichgewicht kommen. Die Kalorienaufnahme zu kontrollieren, wird das Auf und Ab deiner Hormone nicht wirklich ausbalancieren, die richtige Lebensmittelauswahl dagegen schon.

In Zukunft solltest du das, was du isst im Hinblick auf die enthaltenen Makronährstoffe betrachten. Aus den Makronährstoffen setzt sich der Kaloriengehalt unseres Essens zusammen. Die drei Makronährstoffe, auf die du dich konzentrieren solltest, sind Kohlenhydrate, Proteine und Fette. Jeder dieser Makronährstoffe erfüllt einen anderen Zweck auf dem Weg durch die Wechseljahre, und jeder hat auch spezifische Auswirkungen auf den Insulinspiegel.

Ich habe bereits die Hierarchie der Hormone (siehe S. 52) angesprochen. Der Insulinspiegel beeinflusst die Sexualhormone. Wenn wir den Östrogen-, Progesteron- und Testosteronspiegel ins Gleichgewicht bringen möchten, sollten wir zunächst einmal dafür sorgen, dass die Lebensmittel, die wir essen, nicht ständig die Insulinwerte in die Höhe treiben.

Um ein Verständnis dafür zu entwickeln, wie die Ernährung den Insulinspiegel beeinflusst, lohnt sich zunächst einmal ein Blick auf die Blutwerte, die dein Arzt oder deine Ärztin beim einem Check-up ermittelt, der spätestens alle drei Jahre durchgeführt werden sollte. Interessant wäre hier ein Blick auf den Hämoglobin-A1c-Wert, der bei der Bestimmung der Blutzuckerwerte erhoben wird. Dieser erlaubt Rückschlüsse auf den Insulinspiegel der letzten drei Monate. Er sollte unter fünf liegen, um ein erhöhtes Krankheitsrisiko zu verhindern, und unter drei, um gute Voraussetzungen für ein langes, gesundes Leben zu schaffen.

Die zweite Methode, um sich ein Bild von der Insulinproduktion deines Körpers zu machen, ist, deine Blutzuckerwerte mithilfe eines Blutzuckermessgeräts, das du in der Apotheke oder online kaufen kannst, zu Hause selbst zu überprüfen. Wenn deine Blutzuckerwerte ansteigen, wird mehr Insulin ausgeschüttet. Das ist die beste Methode, um deine Blutzuckerwerte regelmäßig zu überprüfen. Es gibt viele gute Blutzuckermessgeräte für den Heimgebrauch, aber das Gerät, das ich meinen Patienten empfehle, stammt von Keto-Mojo (https://shop.eu.keto-mojo.com). Ich empfehle all meinen Patienten, ihren morgendlichen Blutzuckerwert zu bestimmen. Dieser Wert sollte an den meisten Tagen zwischen 70 und 90 mg/dl (Milligramm pro Deziliter) liegen. Liegt er durchgängig höher, ist die Bauchspeicheldrüse unter Umständen gezwungen, zu große Mengen Insulin zu produzieren, was die gesamte Kette der Hormonproduktion aus dem Gleichgewicht bringt. Wie lassen sich also Blutzucker- und Insulinwerte mithilfe der Ernährung niedrig halten? Makronährstoffe spielen hier die entscheidende Rolle. Betrachten wir also jeden dieser Makronährstoffe einmal im Einzelnen, damit wir ein besseres Verständnis für sie bekommen.

KOHLENHYDRATE

Von den drei Makronährstoffen, sorgen Kohlenhydrate in der Regel für den größten Anstieg des Blutzucker- und Insulinspiegels. Raffinierte Kohlenhydrate, wie sie in Brot, Nudeln und zuckerhaltigen Süßigkeiten enthalten sind, haben die stärksten Auswirkungen auf den Insulinspiegel. Faserreiche Kohlenhydrate aus Obst und Gemüse lassen den Blutzucker, und damit auch den Insulinspiegel, weniger steil ansteigen.

Raffinierte Kohlenhydrate aus der Ernährung zu streichen sollte zu den ersten Schritten zählen, um hohen Insulinwerten entgegenzuwirken. Wie auch das Intervallfasten kann diese Maßnahme allein schon deine Wechseljahresbeschwerden erheblich lindern. Wenn du Intervallfasten mit einer Ernährung kombinierst, die frei von raffinierten Kohlenhydraten ist, kann es gut sein, dass du sofort mehr Energie und weniger Hunger hast und auch einen klareren Kopf. Ich beobachte das regelmäßig bei meinen Patienten.

Wenn du diesen Schritt erfolgreich umgesetzt hast, solltest du als nächstes damit beginnen, zu dokumentieren, welche Mengen an Makronährstoffen du zu dir nimmst. Ich empfehle für den Anfang, die Makronährstoffe mithilfe einer App zu tracken. Es gibt viele gute Apps, die dabei hilfreich sind. Ich benutze am liebsten die App Carb Manager (in englischer Sprache, alternativ zum Beispiel die App MyFitnessPal auf Deutsch).

Gewöhne dir an, täglich in die App einzugeben, was du den Tag über isst. Um deine Blutzucker- und Insulinwerte in einem gesunden Bereich zu halten, sollten deine Netto-Kohlenhydrate 50 g nicht übersteigen. Ich spreche hier von Netto-Kohlenhydraten. Keine Sorge, die Carb-Manager-App, errechnet die Netto-Kohlenhydrate automatisch, und auch in der App MyFitnessPal kannst du die Einstellungen so anpassen, dass Netto-Kohlenhydrate angezeigt werden. Aber es ist wichtig, dass du weißt, was der Unterschied zwischen den Gesamt- und den Netto-Kohlenhydraten ist. Die Netto-Kohlenhydrate sind die Kohlenhydrate abzüglich der Ballaststoffe. Ballaststoffe sind sehr hilfreich beim Abbau schädlicher Östrogene – du solltest also viele Ballaststoffe zu dir nehmen.

Wenn du nicht mehr als 50 g Netto-Kohlenhydrate zu dir nimmst, sollte dein Blutzuckerwert auf einen gesunden Wert zwischen 70 und 90 mg/dl sinken. Wenn sich dein Blutzuckerwert in diesem Bereich befindet, signalisiert das deinem Körper, mit der Produktionen von Ketonkörpern zu beginnen. Das Vorhandensein von Ketonkörpern ist ein Zeichen dafür, dass die Leber von der Kohlenhydratverbrennung auf die von Fett umgestellt hat. Diese Art der Energiegewinnung ist eine wunderbare Sache. Wenn du deinen Körper darauf trainierst, diese Umstellung zu vollziehen, wirst du feststellen, dass du schneller abnimmst.

Ketonkörper haben eine heilende Wirkung auf das Gehirn, insbesondere auf den Hypothalamus und die Hypophyse, also die Teile des Gehirns, die die gesamte Hormonproduktion koordinieren. Auf vielen Blutzuckermessgeräten gibt es auch eine Einstellung zur Messung von Ketonkörpern. Dein Ketonkörperwert sollte über 0,5 mmol/l liegen. Wenn der Wert sich in einem Messbereich zwischen 0,5 und 5,0 mmol/l bewegt, befindet sich dein Körper im Zustand der Ketose, obwohl du nicht fastest. Solange er in diesem Bereich bleibt, bezieht der Körper Energie aus der Verbrennung von Fett.

Bevor wir uns den Proteinen zuwenden, möchte ich noch auf etwas Wichtiges hinweisen, das du beim Senken der Kohlenhydratmenge beachten solltest. Wenn du erst einmal die Erfahrung gemacht hast, wie gut es tut, die Kohlenhydratmenge zu reduzieren, wirst du versucht sein, diese noch weiter zu senken. Das bedeutet häufig, auf Gemüse zu verzichten. Für eine Frau in den Wechseljahren ist das **keine** gute Idee. Für den Abbau von Östrogen ist es notwendig, auch Gemüse zu sich zu nehmen. Wie du in den folgenden Kapiteln noch feststellen wirst, habe ich eine komplexe Strategie entwickelt, um die Darmbakterien zu füttern, die am Östrogenabbau beteiligt sind. Ich bin kein Fan von sehr kohlenhydratarmen Diäten für Frauen in den Wechseljahren. Bei diesen Diäten liegt die tägliche Kohlenhydratmenge häufig unter 20 g. Stattdessen bin ich Verfechterin einer ketobiotischen Ernährung. Ketobiotisch bedeutet, dass die Tagesmenge der Netto-Kohlenhydrate etwa bei 50 g liegt, was genug Raum für reichlich Gemüse sowie probiotika- und präbiotikareiche Lebensmittel lässt, die den Östrogenabbau fördern. In Kapitel 8 werde ich auf probiotikareiche Lebensmittel noch genauer eingehen.

PROTEINE

Wenn es um Proteine geht, solltest du zwei Aspekte bedenken: die Qualität der Proteine und ihre Menge. Von all den Lebensmitteln, die wir zu uns nehmen, kann Fleisch mit den meisten Schadstoffen belastet sein. Den Tieren in den Mastbetrieben werden häufig Antibiotika und Wachstumshormone gespritzt, und ihr Futter besteht in der Regel hauptsächlich aus Getreide. Alles, was in ihrem Fleisch landet, landet auch in unserem Körper. Diese chemischen Substanzen können sich verheerend auf den Hormonhaushalt auswirken. Im ersten Schritt sollten wir deshalb darauf achten, dass das Protein nicht mit Chemikalien oder Hormonen belastet ist. Das bedeutet, wir sollten möglichst immer Bio-Fleisch von Tieren aus Weidehaltung wählen. Ich nenne das „sauberes", also nicht vorbelastetes Fleisch. Achte beim Kauf auf die Etiketten, und finde heraus, was im Fleisch steckt. Du wirst merken, dass auf vielen Etiketten Dinge stehen, wie „ohne Antibiotika", „aus Weidehaltung“ oder „ohne Hormone“. Nachdem du deine Ernährung auf „saubere“ Proteine umgestellt hast, solltest du dich damit beschäftigen, wie viel Protein du isst.

Wenn sich jemand kohlenhydratarm ernährt, steigt häufig die Proteinmenge, die er zu sich nimmt. Das ist kein besonders guter Tausch, da Proteine ebenfalls den Insulinspiegel anheben können. Es empfiehlt sich, pro Tag nicht mehr als 50 g Protein zu sich nehmen. Gib beim Tracken der Kohlenhydrate einfach auch in die App mit ein, welche Proteine du zu dir nimmst. Wenn du versuchst, einen ersten Überblick darüber zu bekommen, wie viel du von den einzelnen Makronährstoffen zu dir nimmst, kann dies sehr hilfreich sein.

FETTE

Der dritte Makronährstoff, den wir tracken sollten, sind die Fette. Genauso wie bei den Proteinen gibt es auch bei den Fetten gute und schlechte Fette. Die guten, gesunden Fette in die Ernährung zu integrieren und die schlechten Fette zu meiden, ist während der Wechseljahre wichtig, und das nicht ohne Grund. Dein Körper besteht aus Billionen von Zellen. Auf der Oberfläche dieser Zellen befinden sich Rezeptoren, über die Hormone ins Innere der Zellen gelangen. Wenn Hormone ins Zellinnere gelangen und dort ihre Aufgabe erfüllen können, fühlen wir uns gut. Die Rezeptoren können jedoch blockiert sein, und das vor allem durch zwei Substanzen: Giftstoffe und schlechte Fette. Blockierte Rezeptoren können den Hormonhaushalt einer Frau in den Wechseljahren völlig aus den Fugen bringen. Du darfst nicht vergessen, dass dein Körper bereits weniger Hormone produziert als jemals zuvor. Wenn diese Hormone also aufgrund blockierter Rezeptoren nicht in die Zellen gelangen können, verschlimmert das deine Wechseljahresbeschwerden noch zusätzlich. Daher solltest du vor allem darauf achten, dass du dich von guten und nicht von schlechten Fetten ernährst.

Zu den geläufigsten guten Fetten zählen:

- Olivenöl
- Avocadoöl
- Kokosöl
- Butter aus Weidemilch
- Ghee
- naturbelassene Nüsse und Nussmuse

Fette, die du vermeiden solltest, sind:

- Rapsöl
- gemischtes Pflanzenöl
- teilgehärtete Öle
- Sojaöl
- Margarine
- Maiskeimöl
- Distelöl
- Sonnenblumenöl

Ein weiterer wichtiger Aspekt, den es zu beachten gilt, ist, dass die Fette, die du zu dir nimmst, aus biologischem Anbau stammen und nicht ranzig sein sollten. Die Hormonrezeptoren können auch durch Pestizide beeinträchtigt werden, und Fette, die nicht aus Bio-Produktion stammen, strotzen häufig vor Pestiziden. Wenn du nur Fette aus Bio-Produktion zu dir nimmst, reduzierst du diese. Wenn Fette alt sind, können sie außerdem ranzig werden. Ranzige Fette verursachen eine Entzündung der Zellmembran, wodurch Hormone ebenfalls schlechter ins Zellinnere gelangen können. In meinem Haushalt kaufen wir kleinere Ölflaschen, die schneller leer sind, weshalb das Öl nicht alt wird. Ob ein Öl ranzig ist, lässt sich ganz einfach am Geruch erkennen - ranzige Öle entwickeln einen unverwechselbaren Geruch, der an nassen Karton erinnert.

Nachdem du dafür gesorgt hast, dass die Fette, die du zu dir nimmst, von guter Qualität sind, wird es Zeit, sich der Menge zuzuwenden. Nimm einfach wieder deine App zur Hilfe. Fette sollten über 60 Prozent deiner Ernährung ausmachen. Bei Fetten empfehle ich, sich an den Prozenten und nicht am Gewicht in Gramm zu orientieren.

Ein wichtiges Ernährungsprinzip, an das du dich bei der Auswahl der Fette immer halten solltest, ist, stets gesunde Fette zu dir zu nehmen. Gute Fette sind nicht nur Nahrung für die Zellen, sondern haben auch eine heilende Wirkung aufs Gehirn, lindern das Hungergefühl und liefern über den ganzen Tag verteilt Energie. Ich weiß, dass es für viele abschreckend klingen mag, so viel Fett zu essen, aber ich verspreche dir, dass der Schlüssel zu einem ausgeglichenen Hormonhaushalt und zu deinem Wunschgewicht darin liegt, den Anteil an Kohlenhydraten in deiner täglichen Ernährung zu reduzieren, den Proteinanteil zu beschränken und den Fettanteil zu erhöhen. Ich konnte schon bei Tausenden von Frauen beobachten, dass diese Strategie wirklich funktioniert.

Wenn diese Informationen für dich neu sind, empfehle ich dir, dass du dir genug Zeit nimmst, um dich an den Gedanken einer solchen Ernährungsumstellung zu gewöhnen, bevor du dein Essensverhalten noch weiter veränderst. Bei vielen werden nach der Umsetzung der oben beschriebenen drei

Schritte - weniger Kohlenhydrate, Proteine in Maßen, mehr Fette - Monate vergehen, bevor sie sich den nächsten Schritten widmen. Wenn ich individuell mit Frauen arbeite, achte ich darauf, dass sie sich mindestens 80 Prozent der Woche an diese Schritte halten. Erst wenn diese Essensgewohnheiten zur Routine geworden sind, wenden wir uns dem nächsten Schritt zu: dem Essen im Rhythmus des eigenen Zyklus.

ESSEN IM RHYTHMUS DEINES ZYKLUS

Was du jetzt lernst, hättest du eigentlich schon lernen sollen, als du in die Pubertät gekommen bist. Es ist mir ein Rätsel, warum nicht allen Frauen beigebracht wird, dass sie zu unterschiedlichen Zeitpunkten in ihrem Zyklus auch unterschiedliche Ernährungsbedürfnisse haben. Zu unterschiedlichen Zeitpunkten des Zyklus steigen die Spiegel verschiedenster Hormone an, und wir können diese Hormone in ihrer Wirkung unterstützen, indem wir zu diesen Zeitpunkten bestimmte Lebensmittel essen.

Mir ist bewusst, dass viele von euch entweder keine oder nur noch eine sehr unregelmäßige Periode haben, und vielleicht versucht sind, diesen Abschnitt zu überspringen. Mach das bitte nicht! Lass mich zunächst das Prinzip einer zyklusgerechten Ernährung erläutern, bevor wir darüber sprechen, wie du den Ernährungsplan an deine aktuelle Situation in den Wechseljahren anpassen kannst.

Der Ovulationszyklus gliedert sich in zwei Phasen: die Follikel- und die Lutealphase. Die Follikelphase dauert von Tag 1 bis etwa Tag 14 des Zyklus. In dieser Phase bereitet sich der Körper darauf vor, eine Eizelle aus dem Eierstock freizusetzen. Die zweite Phase, die wir jeden Monat durchlaufen, ist die

Lutealphase. Sie dauert von Tag 15 bis Tag 28 des Zyklus, und in dieser Phase macht sich die Gebärmutterschleimhaut für die Einnistung einer befruchteten Eizelle bereit. Das Wichtigste, was du zum jetzigen Zeitpunkt über diese beiden Phasen wissen musst, ist, dass es innerhalb eines 28-tägigen Zyklus zwei Zeiträume gibt, in denen der Hormonspiegel enorm ansteigt: zwischen Tag 12 und 14 und zwischen Tag 21 und 28. Während des ersten Zeitraums benötigt der Körper vor allem Östrogen und während des zweiten das meiste Progesteron.

Im Laufe der Wechseljahre geht die Produktion von Östrogen und Progesteron schnell zurück. Dieser Rückgang führt zu einem unregelmäßigen Zyklus und trägt auch zu den Beschwerden bei. Wenn du das einmal verstanden hast, kannst du während bestimmter Phasen deines Zyklus bestimmte Lebensmittel zu dir nehmen, die die Produktion von Östrogen oder Progesteron fördern.

Ich weiß, dass es an dieser Stelle kompliziert wird, aber ich werde es verständlich erläutern. Das erste, was du wissen musst, ist, welche Lebensmittel die Östrogen- und welche die Progesteronproduktion steigern. Hier sind ein paar meiner Favoriten.

Östrogenfördernde Lebensmittel:

- Leinsamen
- Sesamsamen
- Sojabohnen / Edamame
- Knoblauch
- getrocknete Aprikosen, Datteln, Pflaumen
- Pfirsiche
- Beeren
- Kreuzblütler wie Brokkoli, Blumenkohl und Rosenkohl

Progesteronfördernde Lebensmittel:

- Bohnen
- Kartoffeln
- Kürbis
- Quinoa
- tropische Früchte
- Zitrusfrüchte

Auf den ersten Blick wird dir auffallen, dass viele dieser Lebensmittel einen relativ hohen Kohlenhydratgehalt haben. Vielleicht fragst du dich sogar: „Wie soll ich täglich weniger als 50 g Kohlenhydrate zu mir nehmen und gleichzeitig Kartoffeln und tropische Früchte essen?“ An dieser Stelle setzt die zyklusgerechte Ernährung an. Hier sind die drei Situationen, in denen sich meine Patientinnen in den Wechseljahren am häufigsten befinden. Sehr wahrscheinlich fällst auch du in eine dieser drei Kategorien.

DEINE PERIODE KOMMT REGELMÄSSIG

Wenn du noch regelmäßig oder einigermaßen regelmäßig deine Periode bekommst, solltest du diese dokumentieren. Ich benutze hierfür die App Clue. Jetzt bin ich schon 50 Jahre alt und tracke meinen Zyklus genauer als ich es als Teenager getan habe ... Aber mich im Rhythmus meines Zyklus zu ernähren, hat mir so sehr dabei geholfen, meine Wechseljahresbeschwerden zu lindern, dass ich meine Periode mittlerweile gewissenhaft dokumentiere und meine Hormonproduktion durch die Ernährung unterstütze.

Sobald du routiniert darin bist, deinen Zyklus zu tracken, solltest du deine Aufmerksamkeit den zwei oben erwähnten Hormonschüben zuwenden. Während des Östrogenschubs, der typischerweise an Tag 12 bis 14 auftritt, empfehle ich dir, die Menge der Makronährstoffe, die du zu dir nimmst, nicht einzuschränken und so viele östrogenfördernde Lebensmittel zu essen wie möglich. Während des Progesteronschubs, der in der Regel um Tag 21 beginnt und bis zum Einsetzen der Blutung anhält, kannst du so viele progesteronfördernde Lebensmittel essen, wie du willst. Wie auch während des Östrogenschubs musst du in dieser Phase nicht auf die Menge der Makronährstoffe achten, die du zu dir nimmst. Diese Ernährungsweise bezeichne ich auch als „28-Tage-Programm zum Hormon-Reset", weil sie den Insulin-, Östrogen- und Progesteronspiegel beeinflusst.

Ich habe diesen Trick zur Regulierung des Hormonhaushalts schon an so viele Frauen weitergegeben, und fast jedes Mal werde ich gefragt: „Werde ich dadurch nicht zunehmen?" und „Beendet das nicht den Zustand der Ketose?" Diese Fragen kommen meist von Frauen, die große Erfolge mit den ersten in diesem Kapitel beschriebenen Schritten verzeichnen konnten und die jetzt, da es ihnen so gut geht, befürchten, sie müssten ihren neuen Alltag zu stark verändern.

Wenn auch du diese Sorge hast, empfehle ich dir Folgendes: Du kannst das Intervallfasten an den Tagen der Hormonschübe fortsetzen. Achte aber darauf, an diesen Tagen für mindestens 15 Stunden zu fasten. Wenn du dich nicht in einer dieser monatlichen Hormonphasen befindest, solltest du dich diszipliniert an die Mengen von Makronährstoffen halten, die ich am Anfang des Kapitels vorgegeben habe, und zwischendurch längere Fastenperioden einlegen, wie beim Autophagiefasten oder beim OMAD-Fasten. Wenn du Gewicht verlieren möchtest, ergänze deine Routine zwischen Tag 1 und 12 sowie zwischen Tag 15 und 21 durch 36-stündige Fastenperioden. Diese Abwechslung erlaubt deinem Körper, dann Hormone zu produzieren, wenn sie gebraucht werden, und du profitierst trotzdem noch von den positiven Auswirkungen der Ketose, wenn dein Körper gerade nicht damit beschäftigt ist, diese wichtigen Hormone zu produzieren.

Du bist immer noch skeptisch? Ich versichere dir, ich spreche aus persönlicher Erfahrung. Als ich zum ersten Mal festgestellt habe, wie gut ich mich mit einem Alltag fühlte, in dem ich regelmäßig fastete und mich an eine sehr kohlenhydratarme Diät hielt, aß ich nur ganz selten Kohlenhydrate und fastete sehr häufig. Das führte dazu, dass meine Sexualhormone in den Keller sanken und meine Wechseljahresbeschwerden verrückt spielten. Mein Progesteronspiegel war so niedrig, dass meine Periode nur noch unregelmäßig einsetzte. Im einen Monat hatte ich bloß Schmierblutungen und im nächsten war die Blutung so stark, dass ich das Gefühl hatte, nicht zur Arbeit gehen zu können. In der Woche vor meiner Periode war ich sehr unruhig und extrem reizbar. Das Gefühl der Unruhe war so stark, dass ich nicht einmal zu Hause auf dem Sofa entspannen konnte. Das sind alles Anzeichen für einen sehr niedrigen Progesteronspiegel. Erst als ich begann, mich an das 28-Tage-Programm zum Hormon-Reset zu halten, hatte der Wahnsinn ein Ende. Alle Beschwerden, von den Schmierblutungen über die extrem starken Blutungen bis hin zur Unruhe, legten sich. Während ich meine Wechseljahre durchlebe, beobachte ich jetzt, wie mein Zyklus langsamer wird. Aber der Prozess ist sehr viel sanfter und ruhiger. Es ist keine Achterbahnfahrt mehr, sondern es fühlt sich so an, als würden meine Eierstöcke langsam ihre Arbeit niederlegen. Die extremen Hochs und Tiefs der Jahre davor sind Vergangenheit.

DEINE PERIODE KOMMT UNREGELMÄSSIG

Was machst du, wenn du nicht weißt, wann deine nächste Periode einsetzt? Dies ist umso häufiger der Fall, je näher die Postmenopause rückt. Mein erster Ratschlag lautet: Wenn deine Periode einsetzt, dokumentiere dies sofort, selbst wenn die Blutung nur einen Tag anhält. Betrachte das als Tag 1 deines Zyklus. Halte dich anschließend an das 28-Tage-Programm zum Hormon-Reset. Bei vielen meiner Patientinnen in den Wechseljahren mit unregelmäßiger Periode ließ sich mithilfe des 28-Tage-Programms eine gewisse Regelmäßigkeit des Zyklus wiederherstellen. Vergiss dabei nicht, dass das Durchschnittsalter, in dem Frauen ihre Wechseljahre vollständig durchlaufen haben, zwischen 52 und 55 Jahren liegt. Wenn deine Wechseljahre schon beginnen, bevor du 50 Jahre alt bist, kann das ein Anzeichen für ein körperliches Ungleichgewicht sein, das du angehen solltest. Mithilfe der oben beschriebenen Strategie lassen sich diese Ungleichgewichte häufig beheben und der Zyklus wird wieder regelmäßiger.

Was machst du aber, wenn Tag 28 kommt und deine Periode noch immer auf sich warten lässt? Wenn das bei dir der Fall ist, empfehle ich dir so zu tun, als wäre der Tag 29 dein Tag 1, auch wenn deine Periode noch nicht eingesetzt hat. Vermerke ihn in deiner App als Tag 1. Durchlaufe dann erneut das 28-Tage-Programm zum Hormon-Reset. Wenn deine Periode nicht wieder einsetzt, wiederhole das 28-Tage-Programm so lange, bis du die Postmenopause erreicht hast. Sollte deine Periode doch irgendwann wieder einsetzen, beginne einfach am Tag der Blutung wieder mit Tag 1 des 28-Tage-Programms. Halte dich an diese Routine, bis du deine Postmenopause erreicht hast.

DU BEKOMMST KEINE PERIODE MEHR

Was tust du, wenn du dich bereits in der Postmenopause befindest oder dir nicht sicher bist, wie weit deine Wechseljahre bereits vorangeschritten sind, du aber seit Jahren schon keine Periode mehr bekommen hast? Wenn du noch unter 50 bist, solltest du dich genauso an das 28-Tage-Programm zum Hormon-Reset halten, wie ich es im letzten Abschnitt für Frauen mit unregelmäßigem Zyklus beschrieben habe. Du darfst nicht vergessen, dass es gut sein kann, dass die Wechseljahre bei dir zu früh eingesetzt haben. Bei vielen Frauen, die in meine Praxis kommen und deren Periode schon vor dem Alter von 50 Jahren ausgesetzt hat, setzt die Periode wieder ein, wenn sie sich an das 28-Tage-Programm zum Hormon-Reset halten. Das liegt daran, dass sie mithilfe dieser Ernährungsweise ihren Insulin- und Sexualhormonspiegel wieder ins Gleichgewicht bringen.

Wenn du über 50 bist und bereits seit einem Jahr keine Periode mehr hattest, befindest du dich aller Wahrscheinlichkeit nach offiziell in der Postmenopause. Für dich sind die Hormonaufbautage nicht so wichtig, weil deine Eierstöcke nicht mehr aktiv sind. Du brauchst trotzdem weiterhin gewisse Mengen an Östrogen und Progesteron, und ein paar Hormonaufbautage einzulegen, kann sich als hilfreich erweisen. Außerdem wird dir eine stärker ketobiotisch ausgerichtete Ernährung guttun, und du kannst längere Fastenperioden einlegen, wann immer du willst. Du musst nicht mehr das richtige Timing im Auge behalten, aber an deine Hormone solltest du weiterhin denken. Meine Empfehlung lautet, dass du dich 80 Prozent der Zeit ketobiotisch ernährst und dich an die Makronährstoffmengen hältst, die ich zu Anfang des Kapitels vorgegeben habe – 50 g Netto-Kohlenhydrate, 50 g Proteine, über 60 Prozent

Fettanteil – und dich 20 Prozent der Zeit so ernährst, dass deine Hormonproduktion gefördert wird – ohne Einschränkung der Makronährstoffmengen. Pro Woche würdest du nach dieser Formel ein oder zwei Hormonaufbautage einlegen und dich den Rest der Woche ketobiotisch ernähren.

Du hast den Überblick verloren? Mir ist bewusst, dass das für einige von euch eine völlig neue Herangehensweise an das Thema „Ernährung" ist. Ich habe in der Tabelle unten nochmal alles zusammengefasst. Befolge bitte die Schritte in der Reihenfolge, in der ich sie angegeben habe. Du wirst Schwierigkeiten haben, wenn du deine Ernährung an den Rhythmus des Zyklus anpasst, bevor du überhaupt das Prinzip der ketobiotischen Ernährung verstanden hast. Meistere zuerst die ketobiotische Ernährung, bevor du zu einer zyklusgerechten Ernährungsweise übergehst. Wenn du dir nicht sicher bist, an welchem Punkt in deinem Zyklus du dich befindest, halte dich einfach an das 28-Tage-Programm zum Hormon-Reset. Mithilfe der ketobiotischen Ernährung senkst du deinen Insulinspiegel, und mit den Hormonaufbautagen förderst du die Produktion von gutem Östrogen und von Progesteron.

DAS 28-TAGE-PROGRAMM ZUM HORMON-RESET

Tag 1 bis 11:	Fastenmethode deiner Wahl in Kombination mit ketobiotischer Ernährung.
Tag 12 bis 14:	Intervallfasten in Kombination mit östrogenfördernden Lebensmitteln.
Tag 15 bis 21:	Fastenmethode deiner Wahl in Kombination mit ketobiotischer Ernährung.
Tag 21 bis 28:	Intervallfasten in Kombination mit progesteronfördernden Lebensmitteln.

REBECCAS GESCHICHTE

Rebecca ist schon seit einigen Jahren bei mir in Behandlung. Sie ist 59 Jahre alt und in der Postmenopause. Ihr Terminkalender ist gefüllt mit privaten Treffen, Arbeit und Reisen. Als ich begann, mit Rebecca zu arbeiten, bestand eine ihrer Schwierigkeiten darin, im Alltag eine Fastenroutine aufrechtzuerhalten und sich konsequent an eine ketobiotische Ernährung zu halten – nicht aus mangelnder Motivation, sondern weil es ihr wegen ihres vollen Terminkalenders schwerfiel, richtig in den Tritt zu kommen. Ich wollte für Rebecca eine Lösung finden, die ihr die gewünschten Ergebnisse lieferte, ihr aber trotzdem genug Flexibilität erlaubte, um eine gute Zeit mit ihren Freunden zu haben.

Was bei Rebecca wunderbar funktionierte, war einer der ersten Resets, den ich für meine Community entwickelt habe. Das 15-Tage-Programm zum Stoffwechsel-Reset für Frauen besteht aus einer Kombination unterschiedlicher Fastenmethoden und Ernährungsweisen, um Frauen gezielt beim Abnehmen zu unterstützen.

Mehrmals jährlich auf dieses Reset-Programm zurückgreifen zu können, machte den wesentlichen Unterschied für Rebecca. Im letzten Jahr hat sie das Programm mehrmals durchlaufen und über 10 kg abgenommen. Es hat sich als ausgezeichnete Lösung erwiesen, die ihr ausreichend Flexibilität für ihre sozialen Kontakte erlaubt und mit der sie gleichzeitig ihre Abnehmziele erreichen kann. Wann immer das Leben sie aus der Bahn wirft oder sie das Gefühl hat, die Kontrolle zu verlieren, legt sie das 15-tägige Stoffwechsel-Reset-Programm ein. Es ist einfach zu befolgen und bietet die nötige Abwechslung, um sie wieder auf Kurs zu bringen. Der Gewichtsverlust ist nicht das einzige positive Ergebnis, das Rebecca hatte. Wenn sie den 15-Tage-Reset macht, bekommt sie mehr Energie, ihre Entzündungen gehen zurück, ihre Muskelsteifheit lässt nach, und ihre Stimmung hebt sich. Ich finde es toll, dass sie nun dieses Hilfsmittel hat.

NÄCHSTE SCHRITTE, UM DIE HORMONE MITHILFE VON ERNÄHRUNG INS GLEICHGEWICHT ZU BRINGEN

- Streiche raffinierte Kohlenhydrate aus dem Ernährungsplan.
- Halte die Gesamtmenge der Netto-Kohlenhydrate unter 50 g.
- Iss „saubere" und keine vorbelasteten Proteine.
- Nimm nicht mehr als 50 g Proteine zu dir.
- Iss viele gute Fette und meide die schlechten.
- Stell sicher, dass 60 Prozent deiner täglichen Essensmenge aus gesunden Fetten besteht.
- Wenn du diese Schritte umgesetzt hast, geh zum 28-Tage-Programm zum Hormon-Reset über.

Ketogene Ernährung hat in den letzten Jahren enorm an Beliebtheit gewonnen, teilweise aber auch Kritik geerntet, vor allem im Hinblick auf die Frage, ob sie sich auch für Frauen eignet. Das liegt vor allem daran, dass den meisten Frauen nicht gezeigt wurde, wie sie diese kohlenhydratarme Ernährungsweise mit dem Rhythmus ihrer Hormone in Einklang bringen können. In meinem Buch *Gesund, schlank & fit mit der Zyklusernährung* (München: Südwest Verlag 2024) beschreibe ich, wie Frauen aller Altersklassen genau das gelingt. Ich bin der festen Überzeugung, dass eine ketogene Ernährung für Frauen anders als für Männer aussehen muss.

Was ich im folgenden Kapitel für dich zusammengestellt habe, ist eine Methode, mit der du in den Genuss der Vorteile der ketogenen Ernährung kommen und gleichzeitig das Darmmikrobiom schützen und den Hormonhaushalt ins Gleichgewicht bringen kannst. Sie vereint das Beste aus zwei Welten.

KAPITEL 8

Das Östrobolom

Ich habe gute und schlechte Nachrichten für dich. Die guten Nachrichten? Alles, was du bisher über Ernährung, Fasten und Hormone gelernt hast, ist relevant für menschliche Zellen. Die schlechten Nachrichten? Nach aktuellen Schätzungen bestehen wir nur zu etwa 50 Prozent aus menschlichen Zellen. Der Rest setzt sich aus Bakterien, Pilzen, Parasiten und Viren zusammen. Das klingt eklig? Ist es aber nicht. Diese Mikroben können Wunder bewirken. Das Tolle an ihnen ist, dass sie stärker und leistungsfähiger werden, wenn wir sie mit gesundem Essen versorgen. In diesem Kapitel möchte ich dir zeigen, wie einfach du diese wundertätigen Mikroben in Schwung bringen kannst.

Als Erstes möchte ich dir dein Mikrobiom vorstellen. Der Begriff Mikrobiom beschreibt all die wunderbaren Mikroben, die in und auf deinem Körper leben. Es gibt Billionen verschiedener Mikroben, die auf der Haut, im Darm, rings um jedes Organ und auf der Vaginal- und Nasenschleimhaut leben. Im Mund findet sich sogar ein ganzer Kosmos aus guten Mikroben. Dass diese gut für uns sind, ist für viele erstaunlich, denn den meisten von uns wurde beigebracht, dass man sich vor Mikroben in Acht nehmen müsse.

In unserer Welt ist man geradezu besessen davon, Bakterien abzutöten. Es gibt ein antibakterielles Mittel für so gut wie alles. Was dabei in Vergessenheit gerät, ist, dass es gute und schlechte Bakterien gibt. Die guten Bakterien produzieren ein paar tolle chemische Substanzen für uns, wie Serotonin, das uns glücklich macht, und GABA, das eine beruhigende Wirkung auf unser Gehirn hat. Es gibt Bakterien, die unser Immunsystem kontrollieren, unseren Blutzuckerspiegel regulieren und unseren Stoffwechsel ankurbeln. Es gibt sogar eine ganze Reihe Bakterien, die uns dabei unterstützen, schädliche Östrogene aus unserem Körper zu beseitigen. Bakterien sind unsere Freunde, und doch wurde uns nur beigebracht, wie wir sie am besten eliminieren. Es ist an der Zeit, das zu ändern. Ich möchte dir zeigen, wie du dafür sorgen kannst, dass diese wundervollen Bakterien wohlgenährt sind und sich vermehren, damit du von all den gesundheitlichen Vorteilen profitieren kannst, die sie mit sich bringen.

Es gibt zwei Maßnahmen, um das Wachstum guter Bakterien zu fördern: Wir sollten sie nicht weiter zerstören, sondern sie im Gegenteil auffüttern. Sorg einfach für ausreichend Nahrung – das war's auch schon. Dein Verhältnis zu den guten Bakterien sollte sein wie zu einem Haustier. Schaffe ein Umfeld, in dem sie gut gedeihen können.

WAS ZERSTÖRT GUTE BAKTERIEN?

In unserer modernen antibiotikareichen Welt werden nicht nur die schlechten, sondern auch die guten Bakterien abgetötet. Wenn wir möchten, dass die guten Bakterien gedeihen, dürfen wir keine Stoffe mehr zu uns nehmen oder verwenden, die darauf zielen, sie abzutöten. Diese Stoffe werden als „antibakteriell“ bezeichnet. Werfen wir einmal einen Blick auf die Produkte, die du verwendest: Ist es möglich, dass du täglich eine Dosis antibakterieller Substanzen abbekommst? Frag dich:

- Benutze ich antibakterielle Seifen?
- Benutze ich antibakterielle Zahnpasta oder Mundspülung?
- Esse ich Fleisch, das Antibiotika enthält?
- Wie oft habe ich in meinem Leben schon Antibiotika eingenommen?

Je mehr der Körper Antibiotika ausgesetzt ist, desto weniger gute Bakterien können in ihm überleben. Eine Antibiotikabehandlung kann bis zu 90 Prozent der guten Bakterien abtöten und ist ein enormer Eingriff in die Zusammensetzung des Darmmikrobioms. Das ist ein riesiges Problem unserer Zeit. Wir haben kaum Respekt vor diesen guten Mikroben. Ich habe mit Tausenden Frauen gesprochen, die schon so häufig mit Antibiotika behandelt wurden, dass sie den Überblick über die Anzahl der Behandlungen verloren haben. Diese Frauen berichten von Depressionen, Angststörungen und Schlaflosigkeit, oder es wurden bei ihnen diverse Autoimmunerkrankungen diagnostiziert. Wenn die guten Bakterien fehlen, fehlen auch die chemischen Substanzen, die uns gesund und glücklich machen. Weil es so wichtig ist, dieses Konzept zu verstehen, möchte ich sichergehen, dass wir diese Aufgabe durch den Wiederaufbau des Mikrobioms als Erstes angehen. Stoppen wir die Überflutung des Körpers mit Antibiotika. (Anmerkung der Redaktion: Ein verantwortungsvoller Umgang mit Antibiotika ist angeraten. Es gibt Krankheitsbilder, bei denen eine Therapie mit Antibiotika nicht zu vermeiden ist. Wende dich mit diesen Fragen an deinen Arzt oder deine Ärztin.)

Wenn dir der Wiederaufbau deines Mikrobioms gelungen ist, solltest du als Nächstes die Menge an Giftstoffen minimieren, die in deinen Körper gelangen. Damit sind sowohl Giftstoffe gemeint, die du über den Mund aufnimmst, als auch solche, die über die Haut in den Körper gelangen. In Kapitel 9 gehe ich näher darauf ein, aber für den Moment solltest du wissen, dass die Anzahl der guten Bakterien in deinem Körper umso niedriger ist, je höher seine Belastung durch Giftstoffe ist.

Die einfachste Möglichkeit, um die Belastung des Darms durch Giftstoffe zu reduzieren, ist, keine künstlichen Lebensmittel mehr zu sich zu nehmen. Lebensmittel sind nicht gleich Lebensmittel. Es gibt echte Lebensmittel, die natürlich gewachsen sind, und es gibt künstliche Lebensmittel, die vom Menschen gemacht sind. Echte Lebensmittel wie Obst und Gemüse zerstören in der Regel nicht das Darmmikrobiom, sondern nähren es. Menschengemachte Lebensmittel, wie Konservierungsmittel, künstliche Süßstoffe, Lebensmittelfarbstoffe, Zusatzstoffe oder gehärtete Öle, erschweren es den guten Bakterien, sich zu vermehren. Ich empfehle dir, die Lebensmittel auf der nachfolgenden Liste unbedingt zu meiden, weil sie unsere kleinen Helferlein im Mikrobiom zerstören:

- Mononatriumglutamat (MNG, E 621)
- künstliche Lebensmittelfarbstoffe
- Natriumnitrit (E 250)
- Guarkernmehl (E 412)
- Maissirup mit hohem Fruktosegehalt (Engl. High-fructose Corn Syrup, HFCS)
- künstliche Süßstoffe
- Transfette (wie teilgehärtete Öle, Rapsöl oder gemischtes Pflanzenöl)

Die meisten dieser künstlichen Stoffe finden sich in den Gängen in der Mitte des Supermarkts. Sie sind in der Regel sehr lange haltbar und haben einen niedrigen Nährwert. Ich empfehle daher, sich hauptsächlich in den Randbereichen des Markts zu bedienen. Dort finden sich die Lebensmittel, die nicht so lange haltbar sind, dafür aber genau das Richtige für die guten Bakterien sind.

Ein letzter Hinweis zur Abtötung der guten Bakterien: Mikroben sind sehr intelligent, und Bakterien kommunizieren häufig untereinander. Das trifft vor allem auf das Darm- und Hautmikrobiom zu. Was auch immer im Darm landet, wird sich auch auf der Haut bemerkbar machen. Dieses Phänomen lässt sich bei Akne beobachten. Die Darmmikroben haben Schwierigkeiten, Milchprodukte zu zersetzen, weshalb sie über die Haut nach außen befördert werden. Dieses Phänomen lässt sich auch in der umgekehrten Richtung beobachten: Was Sie auf die Haut auftragen, kann Auswirkungen auf den Darm haben. Wenn du deine Haut regelmäßig mit giftigen Chemikalien oder antibakteriellen Seifen in Kontakt bringst, wird sich das negativ auf die Mikroben in deinem Darm auswirken. In meinem Programm zum Mikrobiom-Reset empfehle ich sogar, probiotikareiche Hautlotionen zu verwenden, um ein ausgeglichenes Hautmikrobiom – und damit auch ein gesundes Darmmikrobiom – zu fördern.

DIE GUTEN BAKTERIEN RICHTIG FÜTTERN

Nun, da du weißt, wie du der Zerstörung der guten Bakterien Einhalt gebieten kannst, ist es an der Zeit, herauszufinden, wie du diese wunderbaren Lebewesen richtig fütterst. Es gibt drei Kategorien von Lebensmitteln, die deine guten Mikroben gerne vorgesetzt bekommen: polyphenolhaltige, probiotische und präbiotische Lebensmittel.

In seinem Buch *Lebens-Mittel: eine Verteidigung gegen die industrielle Nahrung und den Diätenwahn* schreibt Michael Pollan: „Essen Sie Lebensmittel, nicht zu viel und vorwiegend Pflanzen." Und damit trifft er den Nagel auf den Kopf. Ich könnte es nicht besser sagen. Pflanzen sind Brennstoff für ein gutes Mikrobiom. Je mehr du davon isst, desto zufriedener sind die guten Bakterien. Polyphenolhaltige und präbiotikareiche Lebensmittel unterstützen das Wachstum der bereits vorhandenen guten Bakterien, während sich durch probiotikareiche Lebensmittel neue gute Bakterien im Darm ansiedeln. Wir benötigen täglich eine ausgeglichene Mischung dieser drei Lebensmittelkategorien.

Meine liebsten polyphenolhaltigen Lebensmittel sind:

- Gewürznelken
- Oliven
- dunkle Schokolade
- Beeren
- naturbelassene Nüsse
- Rotwein

Meine liebsten präbiotikareichen Lebensmittel:
- Chiasamen
- Hanfsamen
- Leinsamen

Meine liebsten probiotikareichen Lebensmittel:
- Sauerkraut

- Kimchi
- probiotikareicher Joghurt
- probiotikareiche Getränke, zum Beispiel Kombucha oder Wasserkefir
- Rohmilchkefir

Leider gibt es keine Studien, die gezielt untersuchen, wie viel von diesen probiotischen, präbiotischen und polyphenolhaltigen Lebensmitteln wir optimalerweise täglich zu uns nehmen sollten. Aber bedenken wir einfach, dass eine abwechslungsreiche Kombination dieser Lebensmittel entscheidend ist.

In einem Interview, das ich kürzlich mit Dr. Terry Wahls, der Autorin des Buchs *Multiple Sklerose erfolgreich behandeln – mit dem Paläo-Programm,* führte, sprach sie darüber, wie wichtig es sein kann, dass wir eine Vielfalt an Pflanzen zu uns nehmen. Dr. Wahls hat eine unglaubliche Geschichte erlebt: Es gelang ihr, die Symptome ihrer MS-Erkrankung mithilfe der Ernährung zu lindern. Ihren TED-Talk, in diesem Fall ein unabhängiges Video der Innovationsplattform Technology, Entertainment, Design (TED) mit dem Titel „Minding Your Mitochondria" („Kümmern Sie sich um Ihre Mitochondrien") kann ich nur wärmstens empfehlen. Was nach unserem Gespräch bei mir am meisten Eindruck hinterlassen hat, war ihr Ziel, innerhalb eines Jahres über 200 verschiedene Pflanzen in ihre Ernährung zu integrieren. Probier es selbst, wenn du Lust auf eine Herausforderung hast, die Spaß macht. Ich fand diese Idee so toll, dass ich einen ganzen Tag meines Reset-Programms „Forever Young" dem Thema „Pflanzendiversität in der Ernährung" gewidmet habe. Programmteilnehmer fasten an diesem Tag für 24 Stunden, um die Produktion von Stammzellen im Darm anzuregen, und essen im Anschluss 15 verschiedene Pflanzen, um ihr gutes Darmmikrobiom zu füttern und zu stärken.

DAS BEWIRKT DAS ÖSTROBOLOM

All die guten Bakterien erfüllen unterschiedliche Aufgaben. Einige produzieren Neurotransmitter, andere schützen uns vor zu hohen Cholesterinwerten, und wieder andere unterstützen den Körper beim Abbau von B-Vitaminen aus der Nahrung, damit diese leichter aufgenommen werden können. Diese Bakterien sind viel beschäftigt.

Es gibt eine Gruppe von Bakterien, die während der Wechseljahre besonders hilfreich ist. Sie wird „Östrobolom" genannt. Diese Gruppe hilfreicher Bakterien erfüllt zwei Aufgaben: Sie baut schädliche Östrogene ab und aktiviert zugleich nützliche Östrogene. Dass sind genau die Bakterien, die wir kultivieren sollten.

Das Östrobolom besteht aus über 60 verschiedenen Bakterienarten. Wenn diese Bakterien gut gedeihen, florieren auch die Hormone. Die Mikroben des Östroboloms produzieren auch β-Glucuronidase. Dieses wichtige Enzym wird gebraucht, um sicherzustellen, dass das wenige gesunde Östrogen, das in den Wechseljahren noch gebildet wird, in den Zellen aktiviert werden kann. Je mehr β-Glucuronidase wir haben, desto weniger gutes Östrogen wird aus dem Körper ausgeschieden.

Wie bereits erwähnt, gibt es gutes und schlechtes Östrogen. Wenn wir in den Wechseljahren gesund bleiben möchten, ist es wichtig, dass wir über ausreichend gutes Östrogen verfügen und in der Lage sind, das schlechte abzubauen. Wenn das Darmmikrobiom aus dem Gleichgewicht geraten ist, kann das Auswirkungen auf die Aktivität der β-Glucuronidase haben. Eine solche Dysbiose kann zu einem Ungleichgewicht des Östrogenspiegels führen. Ein Überschuss an Östrogen kann die Ursache vieler Probleme einschließlich chronischer Erkrankungen sein. Typische Anzeichen dafür, dass dein Östrobolom aus dem Gleichgewicht geraten sind:

- Blähungen und Verdauungsprobleme
- Akne
- niedrige Libido
- sehr starke, leichte oder unregelmäßige Monatsblutungen
- empfindliche, geschwollene und/oder fibrozystisch veränderte Brüste
- Kopfschmerzen
- Gewichtszunahme
- Hitzewallungen
- Stimmungsschwankungen
- polyzystisches Ovarialsyndrom (PCOS)
- Brust- oder Eierstockkrebs

Die einfachste Methode, um sich einen Überblick über das eigene Östrobolom zu verschaffen, ist ein Stuhltest für zu Hause. Ich empfehle einen Test namens Gut Zoomer von Vibrant Wellness, der mir nicht nur zeigt, welche Erreger es abzutöten gilt, sondern auch, ob die richtige Zusammensetzung an guten Bakterien vorhanden ist. Das ist sehr hilfreich, um den Hormonhaushalt wieder ins Gleichgewicht zu bringen. Frag am besten deinen Arzt oder deine Ärztin nach entsprechenden Tests, die in deinem Land verfügbar sind.

Zwei meiner Lieblingsbakterien des Östroboloms sind *Lactobacillus reuteri* und *Lactobacillus rhamnosus*. Das sind die Bakterien, die den Östrogenspiegel im Gleichgewicht halten. Beide sind in Femicrine von Systemic Formulas, meinem Lieblingsnahrungsergänzungsmittel für Frauen in den Wechseljahren, enthalten. Dieses ist allerdings im deutschsprachigen Raum nicht erhältlich, achte deshalb beim Kauf von Probiotika, dass diese beiden enthalten sind.

Eine einfache Möglichkeit, diese zwei Bakterienarten zu fördern, ist, mehr Phytoöstrogene in die Ernährung zu integrieren. Zu den hilfreichsten Phytoöstrogenen, die das Östrobolom unterstützen, zählen

- Brokkoli
- Hülsenfrüchte (Bohnen, Erbsen, Erdnüsse)
- Karotten
- Orangen
- Bio-Sojaprodukte (Tofu, Tempeh, Miso, Sojamilch)
- Bio-Kaffee
- Chinesischer Engelwurz (Dong Quai)
- Mönchspfeffer
- Gemeine Nachtkerze
- Rotklee
- Süßholzwurzel
- Traubensilberkerze

EINE GLÜCKLICHE LEBER

Auch die Leber baut Östrogen ab. Die Leber, die Gallenblase und der Dünndarm arbeiten eng zusammen. Wenn du dich ganz wunderbar um dein Darmmikrobiom kümmerst, dabei aber deine Leber weiterhin besonders strapazierst, wird dein Hormonhaushalt letzten Endes auch aus dem Gleichgewicht geraten.

Mit den folgenden Verhaltensweisen kannst du deine Leberfunktion optimieren:

- Reduziere Stressfaktoren für die Leber wie Alkohol, Medikamente, frittiertes Essen und zuckerhaltige Desserts.
- Erhöhe den Verzehr von Gemüse aus der Familie der Kreuzblütler wie Rosenkohl, Brokkoli und Blumenkohl.

- Mach Rizinusöl-Packungen (3-mal pro Woche).
- Probier einen Kaffee-Einlauf (1-mal pro Woche).
- Nimm Nahrungsergänzungsmittel, um deine möglicherweise angeschlagene Leber mit wichtigen Nährstoffen zu versorgen.

KRANKHEITSERREGER ELIMINIEREN

Eine letzte Anmerkung zum Darmmikrobiom, die nicht fehlen darf: Vielleicht hast du nicht nur einen Mangel an guten Bakterien, sondern auch Krankheitserreger, die es abzutöten gilt. Krankheitserreger sind der Schreck deines Darmmikrobioms. Sie beanspruchen die Flächen innerhalb des Darms für sich und erschweren das Wachstum der guten Darmbakterien. Sie können auch deine Essensgelüste bestimmen und für unangenehme Symptome sorgen.

Krankheitserreger treten in verschiedenen Formen auf: Parasiten, Viren, Bakterien und Pilze. Der Krankheitserreger, der nach meiner Erfahrung den größten Schaden im Hormonhaushalt anrichtet, ist Candida albicans. Dieser Pilz sorgt dafür, dass man unbedingt Zucker, raffinierte Kohlenhydrate und Alkohol zu sich nehmen möchte. Er kann Brain Fog auslösen, das Abnehmen erschweren und die Entstehung von Scheidenpilzinfektionen fördern.

Es gibt verschiedene Anzeichen, die darauf hindeuten, dass sich dieser Krankheitserreger in deinem Darm befindet. Heißhungerattacken zählen dazu. Meine Patienten, die ein unkontrollierbares Verlangen nach Zucker haben, haben in der Regel diesen Pilz, der seine Energie am liebsten aus Zucker bezieht. Um sich selbst am Leben zu erhalten, löst er ein Verlangen nach Zucker aus. Symptome wie Brain Fog und ein Klingeln in den Ohren sind weitere Anzeichen, genauso wie die klassischen Symptome einer Pilzinfektion: Ausschläge, juckende Haut oder wiederkehrende Scheideninfektionen

Schau dir nach dem Aufstehen deine Zunge an. Wenn du einen weißen oder gelblichen Belag auf der Zunge hast, kann das ebenfalls ein Anzeichen für eine Candida-Infektion sein. Dieser Belag bildet sich vor allem, wenn du fastest. Mithilfe eines Stuhltests (siehe Seite 109) lassen sich Candida und andere Krankheitserreger ebenfalls nachweisen.

DER MIKROBIOM-RESET

Wie du siehst, hat das Mikrobiom ziemlich viele Facetten. Es ist ein sensibles und komplexes System, doch wenn du dich gut darum kümmerst, wird es dir gute Dienste leisten. Weil das Mikrobiom von so besonderer Wichtigkeit für den allgemeinen Gesundheitszustand ist, möchte ich dir nicht das Programm zum Mikrobiom-Reset vorenthalten, das all meine Patienten durchlaufen. Neben den anderen Empfehlungen, die ich in diesem Kapitel bereits ausgesprochen habe, sind hier drei zusätzliche Anpassungen, die du unbedingt in deine tägliche Routine integrieren solltest.

Wechsel deine Zahnpasta

Ich rate dringend dazu, auf eine präbiotische Zahnpasta umzusteigen, die die guten Bakterien in deinem Mund nährt. Diese guten Bakterien unterstützen die Aufspaltung der Nahrung, sodass keine gänzlich unverdaute Nahrung in deinem Magen landet. Ohne diese guten Mundbakterien wird Nahrung in den Magen weitergeleitet, die nicht vorverdaut ist. Diese Nahrung kann im Magen zu gären beginnen, wodurch Candida sich noch mehr ausbreiten kann. Meinen Patienten empfehle ich die Zahnpasta der Marke Revitin.

Verwende probiotische Hautpflege

Erinnerst du dich noch an die Verbindung zwischen Haut und Darm? Ich empfehle dir nach dem Duschen, deinen Bauch mit einer probiotischen Hautpflege einzureiben. So können nützliche Bakterien langsam durch die Haut in den Darm wandern. Achte dabei darauf, dass etwas von der Lotion auch in deinem Bauchnabel landet, denn es besteht eine plazentare Verbindung zwischen Bauchnabel und Leber. Es gibt eine Menge gute probiotische Lotionen.

Ersetze fehlende Mikroben

Ganz entscheidend für ein gesundes Mikrobiom ist, dass du deinen Darm täglich mit wichtigen, schützenden Bakterien versorgst. Die Erde, in der die meisten unserer Lebensmittel wachsen, ist jedoch erschöpft und arm an Mineralstoffen und nützlichen Bakterien. Deshalb empfehle ich das Nahrungsergänzungsmittel Ion Gut Support von Intelligence of Nature, um wichtige Bakterien zu ergänzen, die vor Jahren noch in den Böden zu finden waren. Es wurde von Dr. Zach Bush entwickelt, einem Endokrinologen, dem bewusst wurde, dass die Erkrankungen von vielen seiner Patienten darauf zurückzuführen waren, dass ihnen wichtige Mikroben fehlten. Er stellte fest, dass in den Böden, auf denen unsere Lebensmittel angebaut werden, wichtige schützende gute Bakterien fehlen, die vor Jahrzehnten noch in der Erde zu finden waren. Nachdem der Darm seiner Patienten wieder mit diesen Bakterien besiedelt war, begannen sie zu genesen. Dr. Bush und sein Team beobachteten unter dem Mikroskop, dass diese fehlenden Bakterien innerhalb von 20 Minuten nach der Einnahme eine erhöhte Darmdurchlässigkeit, wie sie beim Leaky-Gut-Syndrom vorkommt, beheben konnten. Wenn diese erhöhte Darmdurchlässigkeit behoben ist, können Giftstoffe nicht mehr über diesen Weg in den Blutkreislauf gelangen. Weil die fehlenden Mikroben diese heilende Wirkung haben, ist dies das einzige Nahrungsergänzungsmittel, das ich all meinen Patienten zur dauerhaften Einnahme empfehle.

Hoffentlich hast du nun das Gefühl, dass du vieles tun kannst, um dein Mikrobiom zu unterstützen. Das Mikrobiom ist in vielerlei Hinsicht noch Neuland für uns. Jeden Tag finden Wissenschaftler mehr darüber heraus, wie nützlich Bakterien für unseren Körper sein können. Ein Mikrobiom-Reset kann Spaß machen – du schaffst das!

MARYS GESCHICHTE

Als Mary Ende 40 war, setzten bei ihr unerträgliche Migräneanfälle ein, sie hatte Probleme mit Schlaflosigkeit und starkem Haarverlust, was große Auswirkungen auf ihr Arbeits- und Privatleben hatte. Sie befand sich mitten in ihren Wechseljahren und hatte keine Ahnung, wo sie ansetzen sollte, um sich wieder besser zu fühlen. Ihr Leben brach über ihr zusammen. Sie stand unter enormem Stress, war müde und unglücklich und verzweifelt auf der Suche nach Antworten.

Mit Anfang 30 hatte sie mit chronischer Erschöpfung zu kämpfen gehabt, die durch Probleme mit den Nebennieren, der Schilddrüse und der Verdauung ausgelöst worden war. Sie hatte einen Großteil ihrer 30er damit verbracht, diese Beschwerden zu kurieren. Als sie Mitte 40 war, kamen all diese Symptome schlagartig wieder zurück. Sie ernährte sich bereits gesund nach der antientzündlichen Paleo-Diät, hatte ihren Alltag grundlegend umgestellt und Yoga und Meditation zum festen Bestandteil ihrer Routine gemacht.

Marys Superkraft ist ihre Beharrlichkeit und ihre Bereitschaft, die Initiative zu ergreifen, insbesondere, wenn es um ihre Gesundheit geht. Sie besuchte mehrere ganzheitlich orientierte Praxen und war bereit, alles zu tun, um wieder gesund zu werden. Das Ernüchternde für sie war, dass sie sich trotz all ihrer Bemühungen nicht besser fühlte. Die schlaflosen Nächte und der Haarausfall machten ihr so sehr zu schaffen, dass sie verzweifelt auf der Suche nach einer Lösung war.

Sie las mein erstes Buch *The Reset Factor* und ihr gefiel mein individuell zugeschnittener multitherapeutischer Heilungsansatz. Daraufhin wandte sie sich für eine Gesundheitsberatung an mich. Bei meinem ersten Termin mit Mary hatte ich nur ein Ziel, und zwar ihr dabei zu helfen, zur Wurzel ihrer Symptome vorzudringen.

Als Erstes unterzog ich Mary einer Reihe von Tests aus der funktionellen Medizin, um herauszufinden, was ihren Körper von der Heilung abhielt. Die Tests zeigten eine erhöhte Darmdurchlässigkeit, eine Nebennierenschwäche und einen niedrigen Progesteron- und Östrogenspiegel. Aufbauend auf diesen Ergebnissen entwarf ich einen Plan für sie, in dem ich einige meiner liebsten Heilungsstrategien miteinander kombinierte. Marys Gesundheitszustand verbesserte sich schnell – es war Schluss mit Migräneanfällen, schlaflosen Nächten, Angstgefühlen, Erschöpfung und Haarausfall. Ein Großteil von Marys Heilung konzentrierte sich auf ihren Darm. Nachdem ich den richtigen Ansatz für ihren Darm gefunden hatte, verbesserten sich auch ihre Hormonwerte. Seit den ersten Tests sind zwei Jahre vergangen. Mary steckt jetzt voller Energie und konnte sich im letzten Jahr einen Traum erfüllen: Reisen nach Bali und nach Italien ohne gesundheitliche Komplikationen. Sie hat gelernt, dass bei ihr der Weg zur Heilung über den Darm führt. Um in guter Verfassung zu bleiben, muss sie nur die Mittel einsetzen, die sie bei mir kennengelernt hat, um ihren Darm zu pflegen. Sie fühlt sich nicht nur so gut wie seit Jahrzehnten nicht mehr, sondern hat auch die Kontrolle über ihre Gesundheit wieder zurückgewonnen – ein großartiges Gefühl!

NÄCHSTE SCHRITTE AUF DEM WEG ZUM MIKROBIOM-RESET

- Reduzier die Menge antibakterieller Substanzen, die du zu dir nimmst oder mit denen du in Berührung kommst, auf ein Minimum.
- Vermeide ungesunde künstliche Lebensmittel, die voll von Chemikalien und schädlichen Ölen sind.
- Integriere polyphenolhaltige, prä- und probiotikareiche Lebensmittel in deine Ernährung.
- Unterstütze deine Leber.
- Pflege dein Östrobolom.

- Teste dich auf Krankheitserreger und eliminiere diese falls nötig.
- Halte dich an die Tagesroutine zum Mikrobiom-Reset.

Die letzten 23 Jahre im Bereich der funktionellen Medizin zu arbeiten, war eine sehr inspirierende Erfahrung. Unsere Perspektive auf das Thema Gesundheit hat sich in dieser Zeit grundlegend verändert. Früher dachten wir, dass unsere Gesundheit nur von unserer Genetik bestimmt wird. Dann kam das Forschungsfeld der Epigenetik hinzu, und wir lernten, dass sich Gene abhängig von unserem Lebenswandel an- und abschalten können. Dann wurde 2007 das Human Microbiome Project gegründet, und unsere Sicht auf die Gene änderte sich erneut. Im Zuge dieses sechs Jahre währenden Projekts wurde entdeckt, dass Bakterien im und auf dem Körper einen großen Einfluss auf die Genexpression haben. Das Human Microbiome Project verschaffte den hilfreichen Bakterien auch den gebührenden Respekt, schließlich können sie enorme Auswirkungen auf den Stoffwechsel haben, Cholesterinwerte senken, Neurotransmitter bilden und unser Immunsystem regulieren. Unterm Strich bedeutet das, dass wir uns besser um diese Bakterien kümmern müssen. Seit der Gründung des Human Microbiome Project erscheinen mehr und mehr Studien, die zeigen, dass Bakterien wahre Wunder für unsere Gesundheit bewirken können. Es sind spannende Zeiten. Wenn du erst mal den Dreh heraus hast, wie du diese nützlichen Mikroben richtig fütterst, wirst du feststellen, wie positiv die Auswirkungen auf dein Wohlbefinden sind.

KAPITEL 9

Ist das Entgiften wichtiger als die Änderung der Lebensführung?

Wir leben in der giftigsten Zeit der Menschheitsgeschichte. In den vergangenen 60 Jahren haben über 87 000 neue Chemikalien ihren Weg in unsere Umwelt gefunden. Diese Giftstoffe befinden sich mittlerweile in unseren Lebensmitteln, unserem Wasser und unseren Böden. Sie stecken in unseren Möbeln, in unseren Kosmetikprodukten und sind in die Stoffe unserer Kleidung eingewebt. Sogar beim Zahnarztbesuch, durch jährliche Grippeimpfungen und durch Medikamente können wir Giftstoffen ausgesetzt sein. Viele dieser Giftstoffe sind karzinogen, was bedeutet, dass sie krebserregend sind, und andere, die Nervengifte, schädigen das Nervengewebe. Diese Giftstoffe werden im Körpergewebe gespeichert und schädigen so gesundes Gewebe. Giftstoffe reichern sich schneller in unseren Körpern an als je zuvor, und das stellt eine Belastung für den menschlichen Körper dar. Für niemanden führt diese erhöhte Belastung durch Giftstoffe zu mehr Schwierigkeiten als für Frauen in den Wechseljahren. Und ich verrate dir auch, warum das so ist.

Die drastischen Veränderungen des Hormonspiegels während der Wechseljahre geben Signale an das Körpergewebe, Giftstoffe freizusetzen. So wird Blei beispielsweise, das in den Knochen gespeichert ist, häufig während der Wechseljahre freigesetzt. Wenn das freigesetzte Blei in einen anderen Teil des Körpers wandert, trägt das bei einer Frau in den Wechseljahren noch zum hormonellen Chaos bei.

Giftstoffe sammeln sich bevorzugt in Nerven- und Fettgewebe – das Gehirn besteht aus beidem. Dies macht das Gehirn extrem anfällig für die Bioakkumulation von Giftstoffen. Aber vergessen wir nicht, dass der Körper ein fein abgestimmtes System ist. Das Gehirn ist umgeben von einer Schutzbarriere, die es vor schädlichen Chemikalien schützt. Diese Barriere heißt Blut-Hirn-Schranke. Sie schützt das gesamte Gehirn, mit Ausnahme von drei Bereichen: dem Hypothalamus, der Hypophyse und der Zirbeldrüse. Das sind die Bereiche, die die gesamte Hormonproduktion kontrollieren. Wenn sich Giftstoffe dort absetzen, bringt das das gesamtes Hormonsystem durcheinander.

Unabhängig davon, wie gesund du lebst, ist es entscheidend, dass du dein Gehirn bei der Entgiftung unterstützt, um ohnehin bereits abnehmenden Hormonspiegel wieder ins Gleichgewicht zu bringen. Genauso war es auch bei mir. Als meine Wechseljahre mich richtig aus der Bahn warfen, lebte ich so gesund, wie man nur leben kann. Trotzdem hatte ich heftige Hitzewallungen, Schlafstörungen, Stimmungsschwankungen, Konzentrationsschwierigkeiten und Energiemangel. Der Aspekt, um den ich mich nicht gekümmert hatte, war die Belastung meines Körpers durch Giftstoffe. Erst als ich lernte, meinen Körper von diesen Umweltgiften zu befreien, bekam ich mein altes Leben zurück. In diesem Kapitel lernst du, nach welchen Giftstoffen du Ausschau halten solltest und was du tun kannst, um deinen Körper richtig zu entgiften.

Vor einer Entgiftung solltest du dir zunächst zwei Fragen beantworten, und zwar „Welche Giftstoffe beeinträchtigen mich am meisten?“ und „Wie werde ich sie wieder los?“ Das Schwierige daran, sich einen Überblick über die Belastung des eigenen Körpers durch Giftstoffe zu verschaffen, ist die riesige Menge an verschiedenen Giftstoffen, der wir täglich ausgesetzt sind. Ich habe versucht, mir einen Überblick über die mehr als 87 000 Chemikalien zu verschaffen, die im Laufe der letzten 60 Jahre ihren Weg in unsere Umwelt gefunden haben. Bei dem Versuch, herauszufinden, welche Giftstoffe am schädlichsten für den Körper sind, bin ich in die Tiefen der Forschung abgetaucht. Doch anstatt dich mit langen Listen von Chemikalien zu langweilen, habe ich diese in drei Hauptkategorien unterteilt: per- und polyfluorierte Alkylsubstanzen, kurz „PFAS“, endokrine Disruptoren und Schwermetalle.

PFAS

Unter die Kategorie der PFAS fallen über 5000 Chemikalien, die sich extrem lange in der Umwelt halten und sich schnell im Körper ansammeln können. PFAS, umgangssprachlich auch als „Ewigkeitschemikalien“ bezeichnet, werden mit einer verminderten Immunfunktion, Schilddrüsenerkrankungen, Nierenerkrankungen, erhöhten Cholesterinwerten und Fruchtbarkeitsstörungen in Verbindung gebracht. Das wahrscheinlich Erschreckendste an diesen Chemikalien ist, dass sie möglicherweise krebserregend sind und den Körper nicht mehr so leicht wieder verlassen. Studien haben ergeben, dass PFAS eine Halbwertzeit von 92 Jahren in der Umwelt und von 8 Jahren im menschlichen Körper haben. Verstehst du nun, warum sie auch als „Ewigkeitschemikalien" bezeichnet werden? Diese fiesen Giftstoffe bleiben deinem Körper also für sehr lange Zeit erhalten.

PFAS beeinflussen nicht nur einzelne Teile des Körpers, sie können auch systemische Auswirkungen haben. Laut der Environmental Working Group ist vor allem das Immunsystem besonders anfällig für PFAS, und neuere Studien deuten darauf hin, dass ein enger Zusammenhang zwischen der Belastung durch PFAS und einer supprimierten Immunfunktion, einer verringerten Wirksamkeit von Impfstoffen und einem erhöhten Risiko für Autoimmunerkrankungen besteht.[7]

Denk einmal an die folgende Situation: Ging bei dir am Arbeitsplatz schon einmal eine heftige Erkältung um? Dann konntest du feststellen, dass die einen sich anstecken, die anderen nicht. Aber woran liegt das? Könnte es sein, dass die Belastung des Körpers durch Giftstoffe eine Rolle dabei spielt, wie stark die Immunreaktion ist?

Und was ist mit dem Anstieg von Autoimmunerkrankungen? Neuere Studien zeigen, dass nur 30 Prozent der Autoimmunerkrankungen genetisch bedingt sind. Dagegen lassen sich 70 Prozent aller Autoimmunerkrankungen auf Umweltgifte zurückführen.[8] Bei Frauen liegen die Inzidenz und die Prävalenz von Autoimmunerkrankungen höher als bei Männern, und mindestens 85 Prozent der Patienten, die unter mehreren Autoimmunerkrankungen leiden, sind Frauen. Diese Autoimmunerkrankungen treten häufig zu Zeiten einschneidender hormoneller Veränderungen auf, wie zum Beispiel in den Wechseljahren.[9]

Wie können wir diese Chemikalien vermeiden? Leider ist das fast unmöglich. Sie sind im Trinkwasser, in Lebensmittelverpackungen, Polstern, Matratzen, Teppichen, Teflonpfannen und sogar in der Kleidung. Es gibt jedoch ein paar sinnvolle Maßnahmen, um die Menge zu reduzieren, der wir ausgesetzt sind:

- Ersetze deine Teflonpfannen durch gusseiserne Pfannen.
- Vermeide abgepackte Lebensmittel mit Verpackungen aus Styropor, Plastik oder in To-go-Verpackungen aus Pappe.
- Kauf Möbel aus natürlichen Materialien.
- Investier in einen Umkehrosmose-Wasserfilter.

ENDOKRINE DISRUPTOREN

Endokrine Disruptoren sind ebenfalls allgegenwärtig in unserer Umgebung. Vielleicht hast du schon einmal im Zusammenhang mit hormonell bedingten Krebsarten wie Brust- oder Eierstockkrebs von endokrinen Disruptoren gehört. Aber auch wenn sie nicht zu einer Krebsdiagnose führen, können dir diese Chemikalien Probleme bereiten. Sie können deinen Östrogen- und Progesteronspiegel aus dem Gleichgewicht bringen und zu Haarverlust, Hitzewallungen, Angststörungen, Schlaflosigkeit und Gewichtszunahme führen. Die am häufigsten vorkommenden endokrinen Disruptoren sind:

- Kunststoffe mit Bisphenol A (BPA)
- polychlorierte Biphenyle (PCB)
- Dichlordiphenyltrichlorethan (DDT)
- Dioxine
- Pestizide

- Parabene
- Phthalate
- Schwermetalle

Endokrine Disruptoren blockieren die Hormonrezeptoren. Rezeptoren sind Öffnungen in der Zellmembran, über die Hormone ins Innere der Zellen gelangen, wo sie dann einen bestimmten Prozess im Körper auslösen. Das Hormon T3 aktiviert beispielsweise den Stoffwechsel. Wenn ein Giftstoff einen Rezeptor blockiert, kann dieses Hormon nicht in die Zelle gelangen, und der Stoffwechsel arbeitet dadurch nur langsam.

Das Gehirn schickt Signale an bestimmte Hormondrüsen, damit diese Hormone ausschütten. Selbst wenn dein Gehirn gesund ist und deine Hormondrüsen einwandfrei arbeiten, können aufgrund blockierter Rezeptoren trotzdem Anzeichen eines Hormonungleichgewichts sichtbar werden. Das ist häufig der Fall bei Schilddrüsenproblemen.

Viele Frauen zeigen Symptome einer Schilddrüsenerkrankung, obwohl ihre Blutwerte völlig unauffällig sind. Warum haben sie dann diese Symptome? Oder noch schlimmer: Viele Frauen bekommen Schilddrüsenmedikamente verschrieben und fühlen sich trotzdem noch furchtbar. Wenn das auf dich zutrifft, ist es sehr wahrscheinlich, dass deine Schilddrüsenprobleme nicht von der Drüse an sich ausgehen, sondern von blockierten Zellrezeptoren.

Die Menge an endokrinen Disruptoren zu reduzieren, mit denen wir im Alltag in Berührung kommen, wird einen Riesenunterschied für deine Hormongesundheit machen. Die wirksamsten Maßnahmen, um dies zu erreichen, habe ich im Folgenden zusammengetragen.

Scanne deine Kosmetikprodukte

Think Dirty ist eine App in englischer Sprache, die von der Organisation Breast Cancer Prevention Partners entwickelt wurde und mit der du den Barcode deiner Kosmetikprodukte scannen kannst, um herauszufinden, ob sie Karzinogene, endokrine Disruptoren oder Allergene enthalten. Viele in Deutschland gängige Produkte sind hier jedoch nicht gelistet. Deutschsprachige Alternativen sind die Apps ToxFox oder CodeCheck. Ich empfehle meinen Patienten, alle Produkte zu überprüfen, die sie auf Haut oder Haaren anwenden. Auf der Bewertungsskala von Think Dirty sollten die Produkte eine Drei oder weniger erzielen.

Iss Bio-Produkte

Bio-Produkte zu essen, ist schon lange keine Randerscheinung mehr. Sie sind eine gute Wahl für alle, die gesund bleiben und Krankheiten vorbeugen möchten. Bio-Produkte sind nicht mit Pestiziden behandelt, die sowohl krebserregend wirken als auch Rezeptoren blockieren, sodass Hormone nicht mehr andocken können.

Eine Hormondrüse, die besonders anfällig für Pestizide ist, ist deine Schilddrüse. Pestizide können Rezeptoren für Schilddrüsenhormone blockieren und gesundes Schilddrüsengewebe angreifen. Die Schilddrüse erfüllt die gleiche Aufgabe wie der Kanarienvogel in der Kohlenmine, der schon von der Stange fällt, bevor die Umgebungsbedingungen auch für die Bergarbeiter kritisch werden. Wenn deine Schilddrüse nicht mehr richtig arbeitet, ist das ein Anzeichen dafür, dass die Belastung deines Körpers durch Giftstoffe sehr hoch ist.

Lebensmittel aus biologischem Anbau bekommst du mittlerweile überall. Wenn die höheren Kosten ein Problem sind, solltest du zuerst beim Fleisch ansetzen. Es stecken mehr Pestizide in den Tieren, die wir essen, als auf unser Obst und Gemüse gespritzt werden. Darüber hinaus solltest du dich an den Empfehlungen der Organisation Environmental Working Group orientieren, die auf einer Liste das „Dirty Dozen“ und die „Clean Fifteen“ zusammengetragen hat. Auf dieser hilfreichen Liste ist vermerkt, welche Obst- und Gemüsesorten möglichst aus biologischem Anbau gekauft werden sollten und welche Sorten nicht so stark gespritzt werden (was bedeutet, dass du diese auch aus nicht-biologischem Anbau kaufen kannst). In meiner Familie werden viele Avocados gegessen. Diese stehen auf der Clean-Fifteen-Liste. Da Bio-Avocados doppelt so teuer sind, kaufen wir häufig auch Avocados aus konventionellem Anbau. Die Liste findet sich in deutscher Sprache im Internet unter https://schnelleinfachgesund.de/pestizide-dirty-dozen

Verabschiede dich von Plastik

Auch BPA-haltiges Plastik stört den Hormonhaushalt. Es ist nicht nur schädlich für alle Hormondrüsen, sondern blockiert auch Rezeptoren und reichert sich im Gehirn an. Wenn du immer noch Plastiktüten oder -dosen verwendest, um darin Lebensmittel aufzubewahren, solltest du jetzt damit aufhören. Die Chemikalien im Plastik gelangen in dein Essen und tragen zu deinen Wechseljahresbeschwerden bei.

Ich benutze zu Hause Glasbehälter für Essensreste und Glasflaschen für Wasser. Diese Umstellung war leicht, und ich musste nur einen Tag investieren, um in der Küche alles auszusortieren, worin Plastik enthalten war. Es ist ein lohnendes Unterfangen, das dir viele schlaflose Nächte und einige Hitzewallungen ersparen wird.

Trainiere deinen Giftstoffdetektor

Alles, was du isst, trinkst, einatmest oder anfasst, sollte zukünftig deinen Giftstoffdetektor durchlaufen. Frag dich bei jedem Produkt: „Sind hier Chemikalien drin? Und wenn ja, kann ich es durch eine natürliche Alternative ersetzen?" Ich bezeichne das als „Austauschprogramm": Du tauschst einfach nur ein giftige Variante durch eine natürliche aus. Ein gutes Beispiel dafür sind Lufterfrischer. Airconditioner, die du für dein Auto oder dein Zuhause kaufen kannst, sind bekannt dafür, dass sie endokrine Disruptoren enthalten.[10] Wie wäre es, wenn du diese durch ätherische Öle ersetzt, die du durch Verdampfungsgeräte - sogenannte Aroma- oder Duft-Diffuser - im Raum verteilst?

Und wie steht es um abgepackte Lebensmittel? Welche davon kannst du selbst machen? Mikrowellen-Popcorn zum Beispiel enthält viele Giftstoffe. Ich kaufe stattdessen Bio-Popcornmais und mache mein Popcorn selbst. So umgehe ich die endokrinen Disruptoren und die „ewigen Chemikalien".

Sobald dir das Scannen mit dem Giftstoffdetektor in Fleisch und Blut übergegangen ist, wird es selbstverständlich für dich sein, die gesündere, nicht mit Giftstoffen belastete Variante zu wählen. Ein Bewusstsein dafür zu entwickeln ist der erste Schritt. So wirst du Produkte mit Giftstoffen immer schneller erkennen und schmecken, welche Lebensmittel frisch und welche vorbelastet sind. Es ist eine Art Training, und der Effekt auf deine Gesundheit ist sehr positiv.

So ging es Terri, einer 54-jährigen Patientin von mir in der Postmenopause, die mit hormonellen Problemen zu kämpfen hatte. Obwohl sie schon seit über drei Jahren keine Periode mehr gehabt hatte, litt sie immer noch unter Hitzewallungen, hatte Schlafprobleme, und es gelang ihr trotz aller Bemühungen nicht, abzunehmen.

Ich machte einen Hormontest mit ihr und entdeckte, dass der Wert der schädlichen Östrogenabbauprodukte bei ihr sehr hoch lag. Die Giftstoffe in ihrer Umgebung waren ein neues Thema für sie. Ich bat sie, herauszufinden, welchen Giftstoffen sie in ihrem Alltag Tag für Tag ausgesetzt war. Terri kaufte damals keine Bio-Lebensmittel, viele ihrer Putzmittel und Kosmetikprodukte enthielten eine große Menge an Giftstoffen, außerdem war sie viel unterwegs und aß daher häufig in Plastik abgepackte Lebensmittel. Aber sie war entschlossen, ihre Gesundheit wieder auf Kurs zu bringen und die dafür nötigen Veränderungen umzusetzen.

Sie verbrachte mehrere Monate damit, ihre Lebensführung grundlegend umzustellen. Mit jeder größeren Veränderung, die sie an ihrer giftigen Umgebung vornahm, ließen ihre Symptome etwas nach. Innerhalb eines Jahres waren ihre Hitzewallungen verschwunden, sie hatte etwas abgenommen und konnte wieder schlafen. Weil es ihr so gut ging, entschieden wir, einen weiteren Hormontest zu machen. Der Wert der schädlichen Östrogenabbauprodukte war gesunken. Giftstoffe aus ihrer Umgebung zu entfernen war die Rettung für sie. Ich bin so stolz auf ihre Leistung.

SCHWERMETALLE

Schwermetalle sind der Albtraum einer jeden Frau in den Wechseljahren. Viele Metalle, wie Blei und Quecksilber, werden im Gewebe gespeichert und in Zeiten großer hormoneller Veränderungen in den Blutkreislauf freigesetzt – in der Pubertät, während der Schwangerschaft oder in den Wechseljahren. Wenn sie einmal im Blutkreislauf sind, wandern sie häufig ins

Gehirn und richten verheerende Schäden in den Bereichen des Gehirns an, die für die Hormonregulation zuständig sind.

Schwermetalle sind die schädlichsten Giftstoffe. Sie können der Hauptgrund dafür sein, dass du unter Gedächtnisproblemen leidest, dich deprimiert und gereizt fühlst und nicht schlafen kannst. Viele dieser Metalle haben sich bereits vor Jahren in deinem Körper angesammelt, ohne dass du es wusstest. In manchen Fällen wurde diese Schwermetallbelastung schon im Mutterleib von deiner Mutter an dich weitergegeben. Bei manchen von uns ist die Belastung durch Schwermetalle also deshalb so hoch, weil bereits unsere Mutter oder Großmutter vielen Schwermetallen ausgesetzt war. Ich weiß, dass das bei mir der Fall war.

Weil Schwermetalle aus Speichern im Gewebe freigesetzt werden, können die Auswirkungen manchmal überraschend einsetzen. Ich weiß sofort, dass die Wechseljahresbeschwerden einer Frau auf giftige Schwermetalle zurückzuführen sind, wenn sie zu mir sagt: „Aus dem Nichts konnte ich auf einmal nicht mehr schlafen" oder „All meine alten Abnehmtricks funktionieren auf einmal nicht mehr" oder „Mein Mann tut mir leid, weil ich neuerdings so leicht reizbar bin". Das sind für mich typische Anzeichen dafür, dass Schwermetalle im Körper zirkulieren. Zwei der am weitesten verbreiteten Schwermetalle, die zum Auf und Ab der Wechseljahre beitragen, sind Blei und Quecksilber.

Blei

Ich habe schon Tausende Patienten auf Schwermetalle getestet, und nicht in einem dieser Tests wurde kein Blei nachgewiesen. Blei wird in den Knochen gespeichert. In den Wechseljahren wird es in den Blutkreislauf freigesetzt und reizt die Nerven, schwächt die Knochen und verlangsamt das Gedächtnis. Ich kann dir gar nicht sagen, wie viele Fälle von Frauen in den Wechseljahren mit hohen Bleiwerten ich gesehen habe, die Osteoporose haben, unter chronischen Schmerzen und Depressionen leiden und nach und nach Wortfindungsstörungen entwickeln. Das sind klassische Anzeichen dafür, dass eine Bleibelastung vorliegt. Blei wirkt in meinen Augen dämpfend. Es macht uns langsamer, raubt uns die Freude, schwächt die Knochen und lässt uns mit dumpfen chronischen Schmerzen zurück.

Quecksilber

Quecksilber wirkt dagegen anregend. Es ist das Schwermetall, das nervös, reizbar und rastlos macht und uns nachts wach hält. Seine Wirkung ist eher die eines Aufputschmittels. Frauen in den Wechseljahren leiden häufig aufgrund ihres sinkenden Progesteronspiegels bereits unter verstärkten Angstgefühlen, wenn nun aber noch eine hohe Quecksilberbelastung hinzukommt, ist das Bild der leicht reizbaren, nervösen Frau in den Wechseljahren perfekt.

Es gibt Möglichkeiten, die Belastung durch giftige Schwermetalle zu reduzieren. Zu den häufigsten Berührungspunkten mit Schwermetallen in unserem Alltag zählen:

- Zahnarztbesuche (durch die Arbeit an Amalgamfüllungen),
- Grippeimpfungen,
- Verzehr von Fisch,
- Renovierung alter Häuser, in denen Bleifarbe verwendet wurde,
- Kosmetikprodukte, insbesondere Lippenstift,
- Keramikgeschirr,

- Trinkwasser und
- Obst und Gemüse, das auf schwermetallhaltigen Böden angebaut wurde.

ERSTE SCHRITTE AUF DEM WEG ZU EINEM GIFTSTOFFFREIEN LEBEN

Es ist möglich, diese Giftstoffe wieder loszuwerden. Doch mit Fasten, Autophagiestimulation, Saftkuren oder Einläufen allein ist es nicht getan. Zur Entgiftung von Schwermetallen und Umweltgiften empfehle ich vier konkrete Schritte.

1. Ermittle die Belastung deines Körpers durch Giftstoffe

Da Giftstoffe im Gewebe gespeichert werden, ist es schwierig, den Grad der tatsächlichen Giftstoffbelastung des Körpers zu ermitteln. Blut- und Haartests geben nur Aufschluss über die Giftstoffe, die aktuell in deinem System zirkulieren, zeigen aber nicht, was in Knochen, Fett- und Nervengewebe gespeichert ist. Deswegen empfehle ich meinen Patienten, einen Provokationstest auf Schwermetalle zu machen. Dabei handelt es sich um einen Urintest, bei dem du vorher einen Chelatbildner, wie Dimercaptobernsteinsäure (DMSA), einnimmst, um die im Gewebe gespeicherten Metalle zu mobilisieren und sie so über den Urin messbar zu machen.

Ein Test zur Bestimmung deiner Giftstoffbelastung kann hilfreich sein, um das weitere Vorgehen zu planen, weil er Informationen zum Grad der Belastung gibt. Ohne einen Test kann es schwer sein, zu bestimmen, wie lang und intensiv eine Entgiftungskur sein sollte.

2. Öffne deine Entgiftungspfade

Bedenke, dass wir es mit synthetischen, menschengemachten Chemikalien zu tun haben. Bevor wir also irgendeine Art intensiver Entgiftungskur beginnen, sollten wir sicherstellen, dass unsere Entgiftungsorgane gesund und für die Aufgabe gewappnet sind.

Die wichtigsten Entgiftungsorgane sind die Leber, der Darm, die Nieren, die Haut und das Lymphsystem. Hier sind einige Strategien, um die Entgiftungspfade zu öffnen und diese Organe zu unterstützen:

Trockenbürsten: Bei dieser Technik wird eine Bürste aus natürlichem Material auf der Haut angewendet. Trockenbürsten unterstützt die Entgiftung, indem es die Durchblutung anregt und die Lymphflüssigkeit in Bewegung bringt. Durch das Trockenbürsten werden alte Hautschüppchen entfernt und so verstopfte Poren frei gemacht. Außerdem regt es das Nervensystem an, wodurch du dich anschließend angenehm belebt fühlen wirst. Ich bin ein großer Fan des Trockenbürstens.

Infrarotkabine: Diese findet man zunehmend häufiger in Bädern und Wellnessanlagen. Ihre Wärme wirkt anders auf den Körper als die einer klassischen Sauna oder einer Dampfsauna. Infrarotlicht erwärmt die Zellen von innen nach außen, ähnlich wie Fieber es tut. Wenn sich Zellen von innen heraus erwärmen, ermöglicht ihnen das, Infektionen auszubrennen, Giftstoffe freizusetzen und die Atmungsfähigkeit der Zelle wiederherzustellen.

Kaffee-Einlauf: Ein Kaffee-Einlauf mag zwar abschreckend klingen, aber er hat das Leben vieler meiner Patienten verändert. Kaffee-Einläufe sind genau das, wonach es klingt: Anstatt einen Einlauf mit Wasser zu machen, wird Kaffee verwendet. Wenn Kaffee auf diese Weise verabreicht wird, weitet sich der Hauptgallengang, über den die Leber Giftstoffe ausscheidet.

Rotlichttherapie: Rotlicht hat eine heilende Wirkung. In meiner Praxis setzen wir Rotlicht häufig ein, um die Zellheilung anzuregen. Wenn Rotlicht auf eine Zelle trifft, regt es die Heilung der äußeren Zellmembran an und aktiviert die Mitochondrien. Die Mitochondrien sind der Zellbestandteil, von dem die zellinterne Entgiftung ausgeht.

Pulsierende Magnetfeldtherapie (Pulsed Electromagnetic Field Therapy, PEMF): Stell dir die Mitochondrien wie die Batterien der Zellen vor: Wenn die Batterien leer sind, bleiben die Entzündungen in den Zellen bestehen und Giftstoffe können nicht ausgeschieden werden. Bei der pulsierenden Magnetfeldtherapie werden gesunde elektromagnetische Schwingungen in die Zellen geschickt, die die Mitochondrien und damit auch die Zellentgiftung wieder in Gang setzen.

Hyperbare Sauerstofftherapie: Auch Sauerstoff ist während des Entgiftungsprozesses hilfreich für die Zellen. Mit dem Alter wird die Fähigkeit unserer Zellen, Sauerstoff aufzunehmen, beeinträchtigt. Der erhöhte Umgebungsdruck bei der Therapie ermöglicht eine bessere Sauerstoffaufnahme in die Zelle. Wenn deine Zellen mit mehr Sauerstoff versorgt werden, ermöglicht das die Heilung der Mitochondrien, wodurch sie Giftstoffe wieder problemlos aus den Zellen herausbefördern können.

Nahrungsergänzungsmittel: Erinnerst du dich noch an den Prozess der Methylierung? Damit dieser Entgiftungsprozess in den Zellen stattfinden kann, sind viele Nährstoffe nötig, darunter B-Vitamine und das Coenzym Q10. Wenn ich meine Patienten dabei unterstütze, ihre Entgiftungspfade zu öffnen, empfehle ich das Nahrungsergänzungsmittel MORS von Systemic Formulas. Es unterstützt einen einwandfreien Methylierungsprozess und die Zellentgiftung. Dieses Präparat ist nicht überall erhältlich, es gibt aber eine breite Palette von Produkten mit ähnlicher Zusammensetzung.

Dies sind zentrale Hilfsmittel, die ich in meiner Praxis einsetze, um den Entgiftungsprozess für meine Patienten zu erleichtern. Der wissenschaftliche Hintergrund zu vielen der hier angeführten Techniken wird in Kapitel 11 erläutert.

3. Entgifte zunächst deinen Körper

Wenn du einmal verstanden hast, wie Giftstoffe zu deinen Wechseljahresbeschwerden beitragen, wird es dir in den Fingern jucken, auf der Stelle eine Entgiftungskur für das Gehirn zu beginnen. Wir alle wollen die Giftstoffe in unserem Gehirn so schnell wie möglich loswerden. Das verstehe ich gut. Wenn dein Gehirn erst mal von Giftstoffen befreit ist, werden sich deine Wechseljahressymptome merklich verändern.

Aber denk daran: Die Giftstoffe, die aus dem Gehirn freigesetzt werden, werden anschließend durch die Leber, den Darm, die Nieren und das Lymphsystem gefiltert. Ich empfehle dir deshalb dringend zuerst die Entgiftung dieser Organe, sonst wäre das so, als würdest du versuchen, den vollen Küchenmülleimer in eine übervolle Mülltonne auszuleeren. Die im Körper kursierenden Giftstoffe können nicht schnell genug ausgeschieden werden. Sie „laufen über" und setzen sich einfach in einem anderen Gewebe fest. Zu den effektivsten Entgiftungsmethoden für den Körper zählen:

- Erhöhe deine Glutathionwerte, entweder mithilfe von Nahrungsergänzungsmitteln oder mithilfe von Gemüse aus der Familie der Kreuzblütler.
- Nimm vermehrt gute Fette zu dir, um die Funktion der Zellmembrane zu verbessern.
- Setz bindende Substanzen ein, wie Aktivkohle, Zeolithe oder DMSA.

- Unterstütz den Prozess der Methylierung durch die Einnahme von Nahrungsergänzungsmitteln oder den Verzehr schwefelreicher Lebensmittel.

4. Entgifte dein Gehirn

Das ist der Moment, in dem du dein altes Leben zurückbekommst. An diesem Punkt im Prozess beginnst du, dich wieder normal zu fühlen. Entgiftungskuren fühlen sich für mich an, als hätte jemand mein Gehirn mit einem guten Zauber belegt. Ich habe mittlerweile schon so viele Entgiftungskuren für das Gehirn gemacht, dass sich in meinem Gehirn zu Beginn einer Kur sofort ein Schalter umlegt und ich mich wieder fröhlich, klar und konzentriert fühle. Es gibt hilfreiche Strategien für die Entgiftung des Gehirns, die ich hier zusammengetragen habe:

Die Steigerung der Ketonkörperproduktion: Wie wir bereits gelernt haben, wird die natürliche Ketonkörperproduktion durch Fasten angeregt. Während einer Entgiftungskur des Gehirns kann es hilfreich sein, über längere Zeiträume zu fasten, um so die Ketonkörperproduktion zu steigern.

Eine Megadosis Mineralstoffe: Unser Gehirn ist auf Mineralstoffe angewiesen, um normal arbeiten zu können. Ein einfacher Zinkmangel kann bei manchen Menschen eine ernste Depression auslösen. Giftstoffe blockieren häufig Rezeptoren, an die gewöhnlicherweise Mineralstoffe binden würden. Wenn wir nun die Giftstoffe aus dem Gehirn ausleiten, benötigt das Gehirn mehr Mineralstoffe, um normal arbeiten zu können. Ich rate deshalb dazu, die Mineralstoffaufnahme zu erhöhen. Das Mineralstoff-Ergänzungsmittel, das ich empfehle, heißt MIN und wird von Systemic Formulas hergestellt. Dieses Präparat ist nicht überall erhältlich, es gibt aber eine breite Palette von Produkten mit ähnlicher Zusammensetzung.

Nahrungsergänzungsmittel mit Alpha-Liponsäure: Eine der Herausforderungen bei der Entgiftung des Gehirns ist die Überwindung der Blut-Hirn-Schranke. Nur wenige Nährstoffe können diese Barriere überwinden. Das Nahrungsergänzungsmittel, das ich für die Entgiftung des Gehirns empfehle, nennt sich Brain DTX. Es enthält einen Nährstoff namens Alpha-Liponsäure, der tief ins Gehirn vordringt. Dieses Präparat ist nicht überall erhältlich, es gibt aber eine breite Palette von Produkten mit ähnlicher Zusammensetzung.

Nahrungsergänzungsmittel mit den Bindemitteln DMSA und Zeolith: Der Schlüssel zu einer erfolgreichen Entgiftung ist der Einsatz von Substanzen mit bindenden Eigenschaften. Sie binden Giftstoffe, die aus den Zellen ausgeschieden werden. Das ist entscheidend, damit die Giftstoffe nicht wieder absorbiert werden. Mein Lieblingsbindemittel für die Entgiftung des Gehirns ist Cytodetox®, weil es Metalle besonders gut bindet. Dieses Präparat ist nicht überall erhältlich, es gibt aber eine breite Palette von Produkten mit ähnlicher Zusammensetzung.

Wöchentliche Behandlungen mit Hyperbarer Sauerstofftherapie: Während Giftstoffe die Gehirnzellen verlassen, kann es sehr heilsam sein, die Zelle mit zusätzlichem Sauerstoff zu versorgen. In meiner Praxis empfehle ich Patienten begleitend zum Entgiftungsprozess des Gehirns eine Hyperbare Sauerstofftherapie. Mehr Informationen zur Hyperbaren Sauerstofftherapie findest du in Kapitel 11.

Wöchentliche Behandlungen beim Chiropraktiker: Die Chiropraktik ist dir vielleicht als Heilverfahren für Rücken- und Nackenschmerzen bekannt, doch neue Studien zeigen, dass sie noch viel mehr leisten kann. Wir wissen, dass der Liquorfluss zwischen Gehirn und Rückenmark durch chiropraktische Behandlungen verbessert werden kann. Diese Zirkulation der Gehirn-Rückenmarks-Flüssigkeit ist für die

Entgiftung verantwortlich. Eine chiropraktische Behandlung regt das Gehirn außerdem dazu an, einen Kampf-oder-Flucht-Zustand durch eine von Zuversicht und Hoffnung geprägte Grundeinstellung zu ersetzen. Bei meinen Patienten, die wöchentliche chiropraktische Behandlungen in ihre Gehirnentgiftungskur integrieren, beobachte ich schnellere Heilungsprozesse und weniger Entgiftungssymptome.

Ich komme mir immer wie eine ziemliche Spaßbremse vor, wenn ich über Giftstoffe spreche. Ich weiß, dass es eine schwierige Aufgabe ist, sich über diese Chemikalien zu informieren und den Körper von ihnen zu befreien. Ich habe versucht, meinen turbulenten Wechseljahresbeschwerden nur mit Anpassungen meines Alltags beizukommen – ohne Erfolg. Erst nachdem ich regelmäßige Entgiftungen machte, fühlte ich mich wieder wie ich selbst. Das Gleiche konnte ich bei vielen anderen Frauen beobachten. Der Entgiftungsprozess ist es, der dich von den heftigen Wechseljahresbeschwerden befreien wird.

RACHELS GESCHICHTE

Seit 18 Jahren war Rachels Schilddrüsenunterfunktion ein fester Bestandteil ihrer Identität. Die Diagnose hatte sie erhalten, nachdem sie mit einigen ziemlich schlimmen Symptomen zu kämpfen gehabt hatte, die es schwierig für sie gemacht hatten, ein normales Leben zu führen.

Ihre Tage waren bestimmt von dauerhafter Erschöpfung, Depressionen, heftiger Akne, sprödem Haar und trockener Haut sowie einer Gewichtszunahme, der sie trotz guter Ernährung und Bewegung keinen Einhalt gebieten konnte. Das Schlimmste für Rachel war, dass sie nicht mehr wusste, was sie noch tun sollte, und dass sie keinen Arzt fand, der glaubte, dass es für sie einen Ausweg aus diesem Albtraum gab.

Rachel beschloss, ihre Gesundheit selbst in die Hand zu nehmen. Sie begann sich intensiv mit den Ursachen einer Schilddrüsenunterfunktion zu beschäftigen. Eines Tages, als sie bis zu den Ellenbogen in ihrer Schilddrüsenrecherche steckte, stieß sie auf einen Podcast, in dem ich von Katie Wells, online auch bekannt als „The Wellness Mama", zur Weitergabe von Giftstoffbelastung von Mutter zum Kind interviewt wurde. Da machte es bei ihr Klick. Bisher hatte niemand Giftstoffe mit ihrer trägen Schilddrüse in Verbindung gebracht. War das vielleicht des Rätsels Lösung?

Rachel vereinbarte nun einen Beratungstermin mit mir. Ich setzte mich mit ihrer Krankengeschichte auseinander und stellte fest, dass Rachels Belastung durch Giftstoffe extrem hoch war. Eine Entgiftung von Schwermetallen entpuppte sich als die Lösung, nach der sie so lange gesucht hatte.

Eine Sache, die mir sehr am Herzen liegt, ist, dass meine Patienten lernen, wie sie ihren Körper richtig entgiften. Ich habe so häufig Patienten, die schlecht beraten wurden und denen nicht richtig erklärt wurde, wie sie Giftstoffe langsam und effizient ausleiten. Weil Rachels Giftstoffbelastung so hoch war, war es mir besonders wichtig, dass sie lernte, die Giftstoffe auf die richtige Art und Weise auszuleiten, damit sie zukünftig auch selbstständig Entgiftungen durchführen konnte.

Ich betreue Rachel mittlerweile seit über einem Jahr. Sie hat mittlerweile 25 kg abgenommen, ihre Haare fallen nicht mehr aus, sie fühlt sich lebendig und energiegeladen, ihre finstere Stimmung hat sich gehoben und ihre Haut strahlt. Ihr neu gewonnenes Wissen über den Entgiftungsprozess hat sie dazu motiviert, ihre drei Töchter ebenfalls auf eine Belastung durch Schwermetalle zu testen. Mit ihr zusammen entwickle ich nun einen Entgiftungsplan für die drei, um sicherzustellen, dass sie gesund bleiben und sich bei ihnen keine Schilddrüsenunterfunktion entwickelt.

Rachels Geschichte erinnert uns daran, dass Wissen Macht ist. Wenn wir wissen, warum unser Körper nicht richtig arbeitet, können wir einen Plan aufstellen, um ihn wieder zu kurieren.

Bei Rachel lag die Ursache für das Versagen ihrer Schilddrüse in der Belastung ihres Körpers durch Schwermetalle, insbesondere durch Blei.

Dank des Entgiftungsprozesses hat Rachel ihr altes Leben wieder zurück. Noch wichtiger ist, dass sie jetzt über das Wissen und die nötigen Werkzeuge verfügt, um ihre Schilddrüse bis an ihr Lebensende gesund zu erhalten.

Es gibt so viele Gründe, warum ich Rachels Heilungsgeschichte liebe. Was mir aber wahrscheinlich am besten gefällt ist die Tatsache, dass sie auf ihre innere Stimme gehört hat, die sagte: „Es gibt eine Heilung. Du musst dich nicht mit dieser Diagnose abfinden.“ Weil sie auf diese Stimme gehört und ihre Genesung selbst in die Hand genommen hat, verfügt sie nun über die nötige Energie, um die Zeit mit ihrer Familie bewusst zu genießen, eine neu entfachte Leidenschaft, die sie mit anderen teilen kann, und ein Gehirn, das sie nicht mehr im Stich lässt. Die Hoffnung ist wiederhergestellt. Wie Rachel so schön zu sagen pflegt: „Wer Hoffnung hat, dem liegt die Welt zu Füßen.“

NÄCHSTE SCHRITTE AUF DEM WEG ZU EINEM GIFTSTOFFFREIEN LEBEN

- Scanne deine Kosmetikprodukte.
- Kauf Bio-Produkte, wenn möglich.
- Verabschiede dich vom Plastik.
- Trainiere deinen Giftstoff-Radar.
- Ermittle die Belastung deines Körpers durch Giftstoffe.
- Öffne deine Entgiftungspfade.
- Leite Giftstoffe aus dem Körper aus.
- Leite Giftstoffe aus dem Gehirn aus.

Ich habe unzählige Stunden mit Recherchen und dem Ausprobieren unterschiedlicher natürlicher Heilverfahren verbracht. Nur wenige Dinge vermögen es, solche Wunder im Leben einer Person zu bewirken wie das Entgiften. Wir leben in einer von Giftstoffen beherrschten Welt, die unsere Giftstofffässer zum Überlaufen bringt. Zu wissen, wie der Körper sich richtig entgiften lässt, kann die Rettung sein.

Zellheilung kann nicht stattfinden, solange die Zellen voller Giftstoffe sind. Wenn du das Gefühl hast, alles versucht zu haben, um wieder gesund zu werden, und nichts hat funktioniert, wird es Zeit für eine Entgiftung. Ich verspreche dir, es können Wunder geschehen, wenn diese Chemikalien nicht mehr länger in deinem Körper sind. Die Selbstheilungskräfte deines Körpers werden stärker sein, und du wirst dich besser und gesünder fühlen, als du es je für möglich gehalten hättest.

KAPITEL 10

Setz dem Rushing Woman Syndrom ein Ende

Vor einigen Jahren empfahl mir eine Kollegin und Freundin ein Buch namens *Das Rushing Woman Syndrom: Was Dauerstress unserer Gesundheit antut* von Dr. Libby Weaver. Als ich den Namen des Buchs hörte, dachte ich mir: „Wow, das klingt ja wie für mich gemacht!" Als waschechte Rushing Woman kam ich allerdings nie dazu, es zu lesen - ziemlich ironisch, oder?

Meine Freundin erinnerte mich aber immer wieder daran. Schlussendlich kaufte ich das Buch und nahm es mit in den Urlaub. Sie hatte so was von Recht! Es veränderte mein Leben. Schon nachdem ich die ersten paar Seiten gelesen hatte, realisierte ich, dass mein übervoller Terminkalender eine nachteilige Wirkung auf meine sowieso schon schwindende Sexualhormonproduktion hatte.

Als ich mich eingehender mit Stress und dessen Auswirkungen auf die Produktion der Sexualhormone beschäftigte, wurde mir klar, dass mein hektischer Alltag mein Gehirn in einen Kampf-oder-Flucht-Modus versetzte. Sobald mein Gehirn in den Krisenmodus schaltete, fuhr es auch die Produktion von Sexualhormonen runter. Für eine Frau in den Wechseljahren ist damit eine Katastrophe vorprogrammiert. Mir wurde klar, dass es, obwohl mich mein Alltag als Rushing Woman weit gebracht hatte, nicht im Interesse meiner hormonellen Gesundheit war, weiterhin so zu leben.

Wochenlang beschäftigte mich dieser Gedanke. Zu diesem Zeitpunkt hatte ich bereits viele der Veränderungen an meinem Alltag vorgenommen, die ich in diesem Buch beschreibe. Fasten war ein fester Bestandteil meines Alltags. Ich ernährte mich zyklusgerecht (wenn ich meine Periode bekam). Ich hatte bereits mehrere gründliche Entgiftungen gemacht, und ich pflegte gewissenhaft mein Mikrobiom. Ich tat alles Mögliche, um die Berg-und-Tal-Fahrt meiner Wechseljahre zu besänftigen, die bei mir mit Anfang 40 eingesetzt hatte, und es funktionierte. Trotzdem hatte ich das Gefühl, dass in meinem Hormon-Puzzle noch ein Teil fehlte. Hin und wieder tauchten noch Symptome wie Schlaflosigkeit, Reizbarkeit oder Hitzewallungen auf.

Konnte es sein, dass das fehlende Puzzleteil mein hektischer Alltag war? Die einzige Möglichkeit, um mir Gewissheit darüber zu verschaffen, welchen Effekt mein übervoller Terminkalender auf meine Gesundheit hatte, war ein DUTCH-Hormontest. Ich machte also selbst einen. Tatsächlich, meine Sexualhormonwerte waren im Keller. Sie lagen sogar noch niedriger als bei einer Frau in der Postmenopause, und das obwohl seit meiner letzten Periode noch kein ganzes Jahr vergangen war. Das war ein böses Erwachen. Mir wurde bewusst, dass es unumgänglich war, die Hierarchie der Hormone zu beachten. Wenn ich meinen Cortisolspiegel nicht in den Griff bekäme, würde ich auch die anderen Hormone niemals ins Gleichgewicht bringen. „Bis hierhin und nicht weiter", sagte ich mir und beschloss, Selbstfürsorge von nun an zu einer meiner Prioritäten zu machen.

Die Veränderungen, die ich anschließend umsetzte, um meinem hektischen Alltag ein Ende zu setzen, machten einen solchen Unterschied für mich, dass ich sie nun auch den Frauen in meiner Einzelberatung empfehle. Wenn auch du dem Alltag als Rushing Woman ein Ende setzen willst, empfehle ich dir, dich ebenfalls an diese Schritte zu halten.

FESTE AUSZEITEN EINPLANEN

Mein erster Schritt auf dem Weg zu einem ausgeglicheneren Alltag war, feste Auszeiten in meinen Terminplan zu integrieren. Aber mein Terminplan war bis oben vollgepackt mit Arbeitsterminen und Familienaktivitäten. Ich suchte also nach Zeitfenstern, in denen sich noch etwas freie Zeit für Spontaneität unterbringen ließ. Der Anfang und das Ende der Woche boten noch etwas Raum für Entschleunigung. Den Anfang machten die Freitag- und Sonntagnachmittage. Zu diesen Zeiten plante ich keine Termine. Wenn ich zu einem Event eingeladen wurde, das in diese Zeit fiel, sagte ich ab. Diese Zeit war für mich reserviert. Es war die Zeit, um das zu tun, wonach mir der Sinn stand. Manchmal schaute ich Netflix, manchmal ging ich mit meinem Mann wandern. Ich erlaubte mir, in dieser Zeit genau das zu tun, worauf ich Lust hatte, ohne Schuldgefühle und ohne meine Bedürfnisse hinter den Bedürfnissen anderer anzustellen. Ich begann, mich nach dieser Zeit zu sehnen. Ich ging mit so viel mehr Freude durch die Woche, weil ich wusste, dass meine Auszeiten bereits eingeplant waren. Wenn du dir diesen Gefallen noch nicht getan hast, kann ich dir nur wärmstens empfehlen, es jetzt sofort in Angriff zu nehmen.

SELBSTFÜRSORGE ZUR PRIORITÄT MACHEN

Mein nächster Schritt bestand darin, die Aktivitäten zu identifizieren, die ich gerne machte und nach denen es mir besser ging, die aber oft hinten runterfielen, weil Wichtigeres dazwischenkam. Es war an der Zeit, diesen Aktivitäten wieder Priorität einzuräumen. Massagen und kosmetische Gesichtsbehandlungen fielen für mich in diese Kategorie. Ich hatte meist keine Zeit dafür. Nachdem ich jedoch den Entschluss gefasst hatte, meine Bedürfnisse nicht länger zu ignorieren, war Schluss damit. Ich trug in meinen Kalender einen monatlichen Termin für eine Massage und für eine Gesichtsbehandlung ein. Ich nahm mir vor, diese Termine als die wichtigsten Termine des Monats zu betrachten. Nichts Wichtigeres würde dazwischenkommen. Ich versprach mir selbst, dass ich sie keinesfalls absagen würde. Nachdem ich diese beiden Schritte umgesetzt hatte, fühlte ich, wie die Freude in mein Leben zurückkehrte. Ich konnte besser schlafen, mich leichter entspannen und auch die hektischen Zeiten sehr viel mehr genießen.

DIE SPORTROUTINE ANPASSEN

Der dritte Punkt, den ich in meinem Leben als Rushing Woman angehen musste, war meine Sportroutine. Als ich jünger war, war ich Leistungssportlerin. Ich habe mein Gehirn darauf trainiert, beim Training über jegliche Schmerzen hinwegzugehen. Ich habe auch gelernt, mich über die innere Stimme hinwegzusetzen, die sagt: „Lass das Training heute aus, dein Körper braucht eine Pause."

Ich beschloss, mehr auf meinen eigenen Körper zu hören und darauf, welche Art von Bewegung ihm in diesem Moment vielleicht guttun könnte. An manchen Tagen war mir nach einer langen Joggingrunde zumute, an anderen wollte ich einfach nur einen Spaziergang im Sonnenschein machen. Ich machte weniger Work-outs, bei denen ich mich an meine Leistungsgrenzen bringen musste, stattdessen übte ich mich in Yoga und Pilates.

ÜBUNGSURLAUB

Versteh mich nicht falsch: In mir steckt immer noch eine Rushing Woman. Obwohl ich schon große Fortschritte gemacht habe, was das Tempo meines Alltags betrifft, gibt es doch noch viel zu tun. Letztes Jahr erzählte ich einer guten Freundin, die als Life Coach arbeitet, dass ich mir zusätzlich zu den beiden ersten Schritten vorgenommen hatte, häufiger Urlaub zu machen. Zu den Dingen, die es mir am meisten erschweren, meinen Alltag zu entschleunigen, zählt die Tatsache, dass ich mein Leben liebe. Ich weiß, das klingt nicht nach einem Problem, aber wenn du „ja" zu all den spannenden Möglichkeiten sagst, die sich dir bieten, dauert es nicht lange, und du hetzt nur noch von einem Termin zum nächsten und hast keine Zeit, die einzelnen Erfahrungen wirklich zu genießen.

Mehr Urlaub zu machen fiel mir schwer. Ich weiß, das klingt seltsam, aber ich habe nun mal viele Verpflichtungen. Die Vorstellung, mir frei zu nehmen, lähmte mich. Wo sollte ich den Urlaub unterbringen? Wie wird es meinen Patienten gehen, wenn ich nicht für sie da bin? Wird sich die Arbeit nicht stapeln? Wenn ich wieder zurückkomme, wird mich wohl eine lange To-do-Liste erwarten.

Meine Freundin hatte einen ausgezeichneten Tipp für mich. „Schreib dir doch einfach einen Übungsurlaub in den Kalender", schlug sie vor. „Vermerk dir den Urlaub im Kalender und wenn du zum festgelegten Zeitpunkt nicht bereit bist, verschiebe ihn auf einen anderen Tag. Du gewöhnst dich erst mal nur daran, dass der Urlaub im Kalender steht. Das ist schon mal ein guter Anfang." Genau so machte ich es dann. Obwohl es in diesem Bereich nach wie vor Verbesserungspotenzial gibt, habe ich letzten Sommer drei Wochen mit Familie und Freunden Urlaub in Europa gemacht. Ich habe meine Praxis seit über 23 Jahren, und das ist der längste Urlaub, den ich seither genommen habe. Aber die Hauptsache ist doch, dass wir Fortschritte machen, findest du nicht auch?

EINE TÄGLICHE DOSIS OXYTOCIN

Trotz der oben beschriebenen Veränderungen war mir bewusst, dass ich noch mehr tun musste, um zu verhindern, dass das Cortisol in meinem Körper die Überhand gewann. Ich besann mich wieder auf die Hierarchie der Hormone. Oxytocin beeinflusst Cortisol. Was konnte ich tun, um meine tägliche Dosis Oxytocin zu sichern? Mit dieser Frage stürzte ich mich in die Recherche. Welche Aktivitäten sollte ich integrieren, um meinen Körper dazu anzuregen, mehr Oxytocin auszuschütten? Es stellte sich heraus, dass es ziemlich viel Spaß macht, den Oxytocinspiegel anzuheben. Zu meinen Lieblingsmethoden, um die Oxytocinausschüttung anzukurbeln, zählen so angenehme Dinge wie:

- Umarmungen
- Lachen
- Zeit mit Freunden verbringen
- ein Tier streicheln
- jemandem einfach so etwas Gutes tun
- jemandem ein Geschenk machen
- Yoga
- Meditation
- tiefe Bauchatmung
- Massagen
- chiropraktische Behandlungen
- Musik hören
- Sex
- über soziale Medien Verbindungen mit anderen Menschen pflegen

Wer einen Blick auf diese Liste wirft, kann leicht unterschätzen, wie groß die Wirkung jeder dieser Aktivitäten auf die Hormone sein kann. So ging es mir, bevor ich verstanden habe, wie die hormonelle Hierarchie funktioniert. Doch je mehr ich mich auf meine Oxytocinausschüttung konzentrierte, desto besser ging es mir. Ich nutze Oxytocin beispielsweise, um besser zu schlafen. Ich habe festgestellt, dass so etwas Einfaches, wie meine Hunde für ein paar Minuten zu streicheln, meinen Tagescortisolspiegel so weit senken kann, dass es meinem Körper ermöglicht, in den Tiefschlaf zu fallen. Was außerdem eine große Wirkung auf meinen Hormonspiegel gehabt hat, ist, den Menschen um mich herum einfach so mal etwas Gutes zu tun. Seit ich die Wichtigkeit des Oxytocins verstanden habe, begrüße ich auch mal jemanden mit einer Umarmung statt mit einem Handschlag oder nehme mir die Zeit, mit meinen Freunden zusammenzusitzen und gemeinsam zu lachen. Und diese Aktivitäten sind auch gar nicht schwer umzusetzen. Du musst dich nur zwischendurch daran erinnern: Oxytocin geht über Cortisol, Spaß geht über Stress, und alles geschieht zum Wohle deiner Hormone.

TU DEINEN NEBENNIEREN ETWAS GUTES

Wie das Rushing Woman Syndrom mich in meinen Wechseljahren beeinflusste, verstand ich erst vollständig, als ich ein Seminar zu funktioneller Endokrinologie besuchte. Der Seminarleiter erläuterte, dass die Produktion von Sexualhormonen in den Wechseljahren von den Eierstöcken, wenn sie ihre Tätigkeit einstellen, auf die Nebennieren übergeht. Wenn die Nebennieren als Folge des Rushing Woman Syndroms ausgelaugt sind, fehlt es ihnen an Progesteron und Testosteron. Dadurch fühlt die Frau sich müde und angespannt, und es mangelt ihr sowohl an Sexualtrieb als auch an der Motivation, Sport zu treiben.

Was der Seminarleiter beschrieb, klang haargenau wie meine Erfahrungen in den Wechseljahren. Er erklärte weiterhin, dass das Vorläuferhormon von Cortisol, Progesteron und Testosteron DHEA ist. Um unseren Testosteronspiegel anzuheben, muss also zunächst unser DHEA-Speicher wieder aufgefüllt werden.

Das war das fehlende Teil in meinem Hormon-Puzzle. Es war mir ein Rätsel gewesen, an welchem Punkt in meinen Wechseljahren mein Testosteronspiegel so weit gesunken war.

Als ich abends nach Hause kam, überprüfte ich direkt die Ergebnisse meines DUTCH-Tests. Und tatsächlich waren meine DHEA-Werte sehr niedrig. Ich begann sofort, DHEA-Ergänzungsmittel einzunehmen, und schon nach wenigen Wochen stieg mein Testosteronspiegel spürbar.

Ich teile diese Geschichte mit dir, weil ich weiß, wie viele von euch ebenfalls ein hektisches Leben leben. Ich beobachte das sowohl bei meinen Patientinnen als auch in meiner Online Community. Man versucht mit aller Kraft abzunehmen, seinen Schlaf zu verbessern und die Laune zu heben, und doch hat man das Gefühl, nicht voranzukommen. Wenn es dir auch so geht, ist es an der Zeit, der Hektik ein Ende zu setzen. Von Rushing Woman zu Rushing Woman: „Du schaffst das!"

Selbst wenn du das Gefühl hast, dass deine Verpflichtungen eine Verlangsamung des Tempos nicht zulassen, halte dich an die Schritte, die ich am Ende dieses Kapitels aufgelistet habe. Wenn du deinen Terminplan etwas entzerrst und ganz bewusst mehr Raum für Selbstfürsorge schaffst, wirst du rasch feststellen, wie sich deine Wechseljahressymptome verändern.

Diese Schritte sind der beste Anfang, um etwas Entspannung in deinen hektischen Alltag zu bringen. Trag dir bewusst Auszeiten in den Terminkalender ein und beschütze diese, als würde dein Leben davon abhängen. Integriere wieder Aktivitäten, wie Pediküre und Massage, die in den letzten Jahren in der Planung vielleicht immer wieder hinten runtergefallen sind. Plane mehr Urlaube. Finde Gelegenheiten, um dir über den Tag verteilt mehr Oxytocinschübe zu sichern. Wenn du deinen Nebennieren schon länger nichts mehr Gutes getan hast, ist jetzt ein guter Zeitpunkt. Eine so einfache Maßnahme wie die Einnahme von DHEA kann dir dabei helfen.

KATIES GESCHICHTE

Katie kam mit Ende 50 in meine Praxis. Ich treffe häufig auf Frauen in der Postmenopause, die weiterhin unter Beschwerden leiden. Im Alter von 57 Jahren litt Katie unter Brain Fog und Erschöpfung, und ihr Blutzuckerspiegel war so instabil, dass die jeden Nachmittag in ein Müdigkeitsloch fiel. Sie war der Meinung, gesund zu leben, aber irgendetwas stimmte nicht. Irgendein Aspekt ihres Lebensstils verhinderte, dass sie ihr volles Potenzial entfalten konnte. Wir setzten uns für eine Beratung zusammen, und Katie betonte, sie sei bereit, an der Gesundheitsfront einen Schritt nach vorne zu machen. Sie wollte ihren Heilungsprozess auf eine neue Ebene heben und dabei Prävention und Nachhaltigkeit priorisieren.

Als Erstes führte ich Katie in eine ketobiotische Lebensweise und das Intervallfasten ein. Sofort stellte sie fest, dass sie wieder mehr geistige Klarheit hatte. Ihr Körper arbeitete effizienter, und sie hatte so viel Energie wie nie zuvor. Auch ihr Blutzuckerspiegel war leicht in den Griff zu bekommen.

Ein Vorteil dieser neuen Ernährungsweise war für Katie, dass sie sich weniger angespannt und nervös fühlte. Wenn sie sich im Zustand der Ketose befand, überkam sie ein Gefühl der Ruhe. Katie war in jüngeren Jahren eine Elite-Eiskunstläuferin gewesen, und sie war zweifellos eine Rushing Woman auf dem Weg der Besserung. Ihr ganzes Leben hatte sich um Hochleistungen gedreht. Über die Jahre hatte sie sich zahlreiche Strategien zur Stressbewältigung angeeignet. Jetzt arbeitet sie als Hochleistungs-Coach mit Führungskräften und Spitzensportlern. Sie war sich der Wichtigkeit bewusst, ihren Alltag zu entschleunigen, doch erst die ketobiotische Ernährungsweise in Kombination mit einem weniger stressigen Alltag ermöglichte ihr, ihre Gesundheit auf ein neues Level zu heben. Die neu gewonnene Ruhe war ein willkommener Ausgleich.

Mir begegnen so viele Frauen, die den hektischen Alltag einer Rushing Woman leben und Schwierigkeiten haben, ihren

Blutzuckerspiegel zu senken, und das trotz ketobiotischer Ernährung und Fasten. Cortisol hat einen mächtigen Einfluss auf Insulin. Aus Katies Geschichte habe ich gelernt, dass ein tolles Repertoire an Stressbewältigungsstrategien in Kombination mit einem ketobiotischen Fastenalltag der Schlüssel zum Erfolg ist. Ich habe noch nie jemanden gesehen, der mit den fünf Schritten des Wechseljahre-Resets so schnell Ergebnisse erzielt hat wie Katie. In großen Teilen ist das ihrer Einstellung zuzuschreiben. Nachdem wir eine solide Grundlage, bestehend aus ketobiotischer Ernährung, einer Fastenroutine und Achtsamkeitspraktiken, geschaffen hatten, erklärte ich Katie das Konzept der Hormonaufbautage. Obwohl sie in der Postmenopause war, war es notwendig, mithilfe ihrer Ernährung die Östrogen- und Progesteronproduktion ihres Körpers anzuregen.

Sie liebte die Flexibilität, die die Hormonaufbautage ihr verschafften. Es gefiel ihr, einerseits die positiven Effekte der Ketose nutzen zu können und andererseits an manchen Tagen Zitrusfrüchte, Süßkartoffeln und Bohnen genießen zu können. Katies Weg zu einem gesunden Körper ist wirklich beeindruckend.

An diesem Punkt in ihrem Leben, ein paar Jahre nach den Wechseljahren, ist ihr Körper in besserer Verfassung als je zuvor. Sie ist jetzt bereit, ihren Genesungsprozess auf die nächste Stufe zu heben, und deshalb arbeiten wir gerade an einem Behandlungsplan für ihre Osteoporose. Sie ist die erste, die neues Biohacking Equipment in meiner Praxis ausprobiert. Ihr neuer Behandlungsplan beinhaltet weitere Entgiftungen, Hyperbare Sauerstofftherapie, Infrarotsaunagänge, Rotlichttherapie und Pulsierende Magnetfeldtherapie. Katie wird dieses Jahr 60 und mit all den Veränderungen, die sie mit Ende 50 in ihrem Leben umgesetzt hat, kann sie der 60 jetzt lebendiger und gesünder entgegenblicken als je zuvor.

SCHRITTE, UM DEN ALLTAG EINER RUSHING WOMAN ZU ENTSCHLEUNIGEN

- Plane feste Auszeiten ein.
- Mach Selbstfürsorge zur Priorität.
- Passe deine Sportroutine an.
- Übe, dir Urlaub zu nehmen.
- Hol dir deine tägliche Dosis Oxytocin.
- Tu deinen Nebennieren etwas Gutes.

Vielleicht fragst du dich, warum ich mir diesen Schritt als letzten Schritt des Wechseljahre-Resets aufgehoben habe. Ich habe das nicht ohne Grund getan. Für viele Frauen, die ich betreue, ist das der schwierigste Schritt. Ich möchte, dass du am Ball bleibst. Wenn du damit beginnst, deine Ernährung und deine Essenszeiten umzustellen, werden sich schnell spürbare Veränderungen einstellen. Wendest du dich anschließend deinem Mikrobiom und der Entgiftung zu, wird das noch weitere Veränderungen mit sich bringen. Wenn du dann deine neue Lebensführung noch dadurch komplettierst, dass du deinen hektischen Alltag entschleunigst, kommt eins zum anderen, und dank all der harten Arbeit, die du in die ersten Schritte gesteckt hast, wird das deine Gesundheit auf ein völlig neues Level heben.

Feste Auszeiten einzuplanen wird nicht die gleiche Wirkung auf deine Hormone haben, wenn du dich nicht an die ersten Schritte hältst. Es ist das Zusammenspiel der einzelnen Schritte, was regelrechte Wunder in deinem Leben bewirken wird. Ich bin voller Vorfreude für dich.

Bitte teil mir über Social Media deine Ergebnisse mit mir. Nichts macht mich glücklicher, als eine Frau in den Wechseljahren, die ihr altes Leben wieder zurückhat.

Nun, da du weißt, an welchen Stellschrauben du in deinem Alltag drehen musst, um eine große Wirkung zu erzielen, kann ich es kaum erwarten, dir in Kapitel 11 einige neue Methoden vorzustellen, die ich entdeckt habe und die dich für immer jung halten werden.

KAPITEL 11

Ewige Jugend

Alles, was du bis hierhin gelernt hast, sind Strategien, um deinen Alltag anzupassen. Wenn du gut durch deine Wechseljahre kommen möchtest, unterstützen dich diese Prinzipien dabei, dich so gesund zu fühlen, wie du es vielleicht niemals für möglich gehalten hättest.

In diesem Kapitel möchte ich dir ein Konzept vorstellen, das in aller Munde ist, wenn es darum geht, den Alterungsprozess aufzuhalten. Die Rede ist von Biohacking, einer Methode, bei der die fortgesetzte Aufzeichnung von Gesundheitsdaten zur Selbstoptimierung genutzt wird. Dabei werden für die Erfassung von Daten durch Gesundheitstracker und für therapeutische Zwecke moderne Technologien eingesetzt.

Ein Biohack zeichnet sich durch drei Eigenschaften aus: Er ist ein direkter Weg zu einem gewünschten Ergebnis, er ist eine natürliche Methode, und er nutzt die körpereigene Intelligenz. Die Welt des Biohackings ist ungemein faszinierend. Jeden Tag kommen so viele neue Biohacking-Instrumente auf den Markt, dass es schwerfällt, sich über die Forschung dahinter auf dem Laufenden zu halten. Das Beste daran ist jedoch wahrscheinlich: Je mehr dieser Biohacking-Methoden der Öffentlichkeit zugänglich gemacht werden, desto weniger sind wir auf Medikamente und Operationen angewiesen. Das sind doch ausgesprochen ermutigende Aussichten!

Wir leben in spannenden Zeiten. Der Wunsch, den Alterungsprozess zu verlangsamen, ist stärker als je zuvor. Die Generation der Babyboomer weigert sich, so zu altern wie ihre Eltern. Die Generation X sieht zu, wie ältere Menschen mit Demenz, Alzheimer-Krankheit und chronischer Arthritis zu kämpfen haben und sagt: „Das möchte ich nicht."

Die Menschen wollen anders altern. In dieser neuen Welt des Biohackings gibt es ein paar spannende Technologien, die durch umfangreiche wissenschaftliche Untersuchungen gestützt werden. Sie können ganz normalen Menschen helfen, den Alterungsprozess zu verlangsamen. In den Wechseljahren könnten einige dieser Technologien hilfreich sein. Meine Favoriten für Frauen in den Wechseljahren sind Rotlichttherapie, Infrarotsaunen, Hyperbare Sauerstofftherapie, Pulsierende Magnetfeldtherapie, Vibrationstherapie und Gehirntraining.

Bevor ich jedes dieser spannenden Hilfsmittel einzeln vorstelle, ein Wort der Warnung: Wie du deinen Alltag gestaltest, entscheidet über Erfolg oder Misserfolg. Biohacking ist kein Ersatz für einen Alltag, der im Sinne deiner hormonellen Hierarchie strukturiert ist. So verlockend es auch klingen mag, mal eben schnell in eine Druckkammer für Hyperbare Sauerstofftherapie zu springen, um damit deine Stimmungs- und Gedächtnisprobleme zu lösen, musst du trotzdem deine täglichen Gewohnheiten anpassen. Es ist das Zusammenspiel aus Biohacking-Technologien und einem gesunden Lebensstil, das dir die Wechseljahre versüßen wird. Vor diesem Hintergrund möchte ich dir nun ein paar tolle Biohacks vorstellen, die den Alterungsprozess verlangsamen und deinem Hormonhaushalt zugutekommen können.

ROTLICHTTHERAPIE

Wenn du den ganzen Tag unter Neonröhren vor einem Bildschirm sitzend drinnen verbringst, bekommst du eine große Dosis blaues Licht ab. Gewisse Arten von blauem Licht können schädlich für die Zellen sein und deren Alterungsprozess beschleunigen. Das trifft vor allem auf das Gewebe zu, das dem blauen Licht am meisten ausgesetzt ist, wie zum Beispiel die Haut. Das klingt überhaupt nicht gut.

Allerdings ist nicht jede Art von Licht schädlich. Es gibt Lichtarten, die eine heilende Wirkung haben und die Zellen neu beleben und ihre Lebensdauer erhöhen können. Rotlicht gehört dazu. In der freien Natur kommt Rotlicht bei Sonnenaufgang und -untergang vor, doch die meisten von uns gehen nicht regelmäßig zu diesen Zeiten nach draußen, um dieses Licht einzufangen. An dieser Stelle kommt die Rotlichttherapie ins Spiel.

Das Bestrahlen verschiedener Körperteile mit Rotlicht für nur 10 Minuten pro Tag kann eine große Wirkung auf die Kollagenproduktion und das Hormonsystem haben und unter Umständen sogar Gelenkentzündungen lindern. Es gibt viele gute Rotlichtlampen auf dem Markt, in meiner Praxis nutzen wir ein Modell des Herstellers Joovv.

Diese heilende Rotlichtlampe stützt sich auf fundierte Forschung. Für Frauen in den Wechseljahren ist die Hautverjüngung mittels Kollagen vielleicht der interessanteste Effekt. Zahlreiche Studien zeigen, dass Rotlichttherapie sichtbarer Hautalterung entgegenwirkt. Sowohl Rotlicht als auch Nah-Infrarotlicht stärken erwiesenermaßen das Kollagen, mildern Falten und verbessern den Hautton. Das fördert ein insgesamt jüngeres Aussehen.[11]

Es hat sich auch gezeigt, dass Rotlichttherapie Auswirkungen auf die Hormondrüsen hat, speziell auf die Schilddrüse. Eine dreijährige randomisierte Studie mit 43 Patienten in Brasilien ergab, dass die Studienteilnehmenden, die eine Rotlichttherapie erhielten, eine geringere Dosis Schilddrüsenmedikamente benötigten als normalerweise. Bei vielen ließ sich auch ein Rückgang der Schilddrüsenantikörper feststellen.[12]

INFRAROTKABINEN

Infrarotkabinen sind ein super Hilfsmittel zur Entgiftung, Hautverjüngung und zum Abnehmen. Während der Wechseljahre offenbart sich häufig die Belastung des Körpers durch Giftstoffe. Diese kann dazu führen, dass wir schneller zunehmen als je zuvor. Infrarotkabinen sind ein ausgezeichnetes technisches Hilfsmittel, um diese Giftstoffe auf natürliche Weise auszuleiten.

Stell dir die Wirkung von Infrarotlicht wie Fieber vor. Die Zellen werden von innen heraus erwärmt. Diese Wärme regt die Zellen dazu an, Giftstoffe, die sie möglicherweise gespeichert haben, freizusetzen. Erinnerst du dich noch an die Rezeptoren, die durch Giftstoffe blockiert werden? Infrarottherapien können dabei helfen, die Blockade dieser Rezeptoren aufzulösen und die Hormone wieder in Gang zu bringen.

Infrarotkabinen werden auch eingesetzt, um alternde Haut zu reparieren. Eine im *The Journal of Cosmetic and Laser Therapy* veröffentlichte Studie zeigte eine deutliche Verbesserung des Hautbilds nach nur 12 Wochen der Hauttherapie in einer Kabine mit Nahinfrarotlicht-Technologie. Bei den Studienteilnehmern ließ sich eine Milderung von Falten und Krähenfüßen feststellen sowie eine Verbesserung des allgemeinen

Hautbilds, das teilweise weicher, glatter, elastischer, reiner und fester erschien.[13]

Und schließlich nutzen wir Infrarotkabinen in meiner Praxis auch für Patienten, die eine Schwermetallentgiftung machen. Laut Entgiftungsexperte Dr. Dietrich Klinghardt mobilisiert Infrarotlicht Quecksilber aus tieferen Gewebeschichten, was es zu einer wirkungsvollen Methode macht, um Quecksilber über die Haut abzuleiten. Man geht davon aus, dass Ferninfrarot-Kabinen im Vergleich zu herkömmlichen Saunen das effektivere Mittel sind, um Giftstoffe durch die Haut nach draußen zu transportieren, weil der Schweiß, der in einer Ferninfrarot-Kabine ausgeschieden wird, nur zu 80 bis 85 Prozent aus Wasser besteht. Der Rest setzt sich aus Cholesterin, fettlöslichen Giftstoffen, giftigen Schwermetallen, Schwefelsäure, Natrium, Ammoniak und Harnsäure zusammen.[14]

HYPERBARE SAUERSTOFFTHERAPIE

Ich nenne die Hyperbare Sauerstofftherapie gerne „Benjamin-Button-Methode“. Erinnerst du dich noch an diesen Film? Brad Pitt spielt in *Der seltsame Fall des Benjamin Button* eine Figur, die bei der Geburt die körperliche Merkmale eines alten Menschen aufweist und im Laufe ihres Lebens immer jünger aussieht. So fühle ich mich, wenn ich regelmäßig zur Hyperbaren Sauerstofftherapie in die Druckkammer in meiner Praxis gehe.

Mit dem Alter steigt die Sauerstoffsättigung der Zellen. Es wird immer schwieriger, mehr Sauerstoff aufzunehmen, sogar mit Work-outs wie hochintensivem Intervalltraining. Aber wir brauchen Sauerstoff, denn er hat eine heilende Wirkung auf die Mitochondrien in unseren Zellen, die ATP produzieren, um uns mit Energie zu versorgen. Die einzige Möglichkeit, Sauerstoff in diese alternden Zellen zu transportieren, besteht darin, ihn zu komprimieren. Das ist ungefähr so, als würde man Kohlensäure in eine Flasche bringen. Das ist auch das Prinzip der Sauerstofftherapie. Es handelt sich um komprimierten Sauerstoff, der bis in das Zellinnere vordringen kann und dort eine heilende Wirkung entfaltet.

Obwohl Hyperbare Sauerstofftherapie häufig zur Muskelregeneration und zur Steigerung sportlicher Leistungsfähigkeit eingesetzt wird, lassen sich auch deutliche Auswirkungen der Therapie auf die Gehirngesundheit beobachten. Das Gehirn benötigt mehr Sauerstoff als jedes andere Körperteil. Es ist erstaunlich, was passiert, wenn man jemanden in eine Druckkammer setzt, der wiederholte Hirntraumata erlitten hat oder unter altersbedingtem Gedächtnisverlust leidet. Das Gehirn kann mithilfe des Sauerstoffs wieder heilen.

Die Forschung zur Hyperbaren Sauerstofftherapie ist ebenfalls beeindruckend. Es konnte nachgewiesen werden, dass Hyperbare Sauerstofftherapie, die Angiogenese, also das Wachstum neuer Blutgefäße innerhalb des Gewebes, anregt und die Freisetzung von Stammzellen aus dem Knochenmark in den Blutkreislauf auslöst.[15] Außerdem kann Hyperbare Sauerstofftherapie erwiesenermaßen Entzündungen hemmen.[16] In meiner Praxis setze ich Druckluftkammern von HBOT ein.

PULSIERENDE MAGNETFELDTHERAPIE (PEMF)

Sicherlich kennst du das Szenario: Der Akku deines Handys geht leer, und du musst es wieder neu aufladen. Neue Forschung zeigt, dass das Gleiche auch mit den Zellen in unserem

Körper passiert, mit dem Unterschied, dass der Vorgang nicht im Laufe weniger Tage abläuft, sondern über Jahre hinweg. Wir nennen das „altern". Es fühlt sich einfach so an, als würden wir immer langsamer. Aber eigentlich sind die Zellen in unserem Körper darauf ausgelegt, uns bis ins Alter von über 100 Jahren gute Dienste zu leisten. Wir sollten sie nicht im Alter von 50 Jahren ausbremsen.

Die Zellen haben verschiedene Bedürfnisse, und dazu zählt elektromagnetische Energie. Elektromagnetische Energie beziehen wir von der Erde. Ist dir schon einmal aufgefallen, dass du dich ruhiger und friedlicher fühlst, nachdem du Zeit in der Natur verbracht hast? Das liegt daran, dass du dabei eine ordentliche Dosis der elektromagnetischen Energie der Erde abbekommen hast, die deinen Zellen einen Energieschub verpasst hat.

Heutzutage werden unsere Zellen von allen Seiten attackiert. Sie sind Giftstoffen, schlechter Ernährung, entzündungsfördernden Fetten, blauem Licht von unseren Handybildschirmen und schlechten elektromagnetischen Feldern ausgesetzt, die durch WLAN in unserem Zuhause und an unserem Arbeitsplatz entstehen. All diese Faktoren schädigen unsere Zellen und führen dazu, dass sie Energie verlieren.

An dieser Stelle kommt die Pulsierende Magnetfeldtherapie (PEMF) ins Spiel. Ich stelle mir PEMF gerne wie ein Ladegerät für ein Handy vor, nur dass stattdessen mein Körper aufgeladen wird. Während du auf einem PEMF-Stuhl sitzt, werden deine Zellen wieder aufgeladen. So wird der Körper mit der nötigen Energie versorgt, um sich von chronischen Schmerzen, chronischer Erschöpfung und sogar von Depressionen zu erholen.

Laut Studien der Yale Medical University, die bereits im Jahr 1932 durchgeführt wurden, ist das Entziehen der elektrischen

Energie aus dem Körper die Hauptursache für gesundheitliche Probleme. PEMF liefert diese fehlende Energie, damit der Körper sich auf natürliche Weise regenerieren kann. Als wäre das nicht schon aufregend genug, hat die amerikanische Arzneimittelzulassungsbehörde FDA PEMF-Geräte auch zur Förderung des Knochenwachstums zugelassen. Das ist hilfreich für Frauen in den Wechseljahren, die mit Osteoporose zu kämpfen haben oder sich von einem Knochenbruch erholen.[17] Es gibt unterschiedliche PEMF-Produkte auf dem Markt. In meiner Praxis verwenden wir ein professionelles Gerät, das „PULSE bed“. Magnetfeldtherapie wird auch von Orthopäden eingesetzt und in Praxen für Physiotherapie angeboten.

VIBRATIONSTHERAPIE

Vielleicht ist dir auch schon aufgefallen, wie schwierig es ist, im Alter die Muskelmasse zu erhalten? Dafür möchte ich dir die Vibrationstherapie vorstellen. Sie ist ein tolles Hilfsmittel für Frauen in den Wechseljahren. Vibrationstherapie ist kein neues Phänomen, und vielleicht gibt es in deinem Fitnessstudio sogar irgendwo eine Vibrationsplatte, ohne dass es dir bisher aufgefallen ist. Es gibt zwei Gründe, warum ich Vibrationstherapie liebe. Der erste Grund ist, dass du, wenn du auf einer Vibrationsplatte stehst, Hunderte von Muskeln mehr beanspruchst als beim Stehen auf festem Boden. Deswegen ist sie bei Fitnesstrainern sehr beliebt. Wenn du eine Kniebeuge auf einer Vibrationsplatte machst, arbeiten mehr Muskeln, ohne dass du dich dafür mehr anstrengen müsstest. In meiner Praxis setzen wir häufig Vibrationsplatten ein, um die Haltungsmuskulatur von Patienten zu trainieren, damit sie nicht die gekrümmte, vorgebeugte Haltung bekommen, wie sie durch das Alter oder die übermäßige Nutzung von Mobiltelefonen entsteht.

Der zweite Grund, warum ich diese Art der Therapie so schätze, ist die Tatsache, dass sie die Knochen stärkt. Vibrationstherapie regt das Knochengewebe dazu an, Calcium und Phosphor zu speichern. Das kann dein Knochendichteprofil verbessern. Ganzkörper-Vibrationstherapie erhöht außerdem nachweislich den Wachstumshormon- und Testosteronspiegel im Serum von Frauen in der Postmenopause und beugt so der Sarkopedie, die mit dem Abbau von Muskelmasse einhergeht, und der Osteoporose vor.[18]

GEHIRNTRAINING

Zwei meiner liebsten Biohacking-Methoden habe ich mir für den Schluss aufgehoben. Erinnerst du dich noch daran, dass sich das Gehirn einer Rushing Woman im Kampf-oder-Flucht-Modus befindet? Bei der Arbeit in meiner Praxis habe ich festgestellt, dass Patientinnen manchmal in diesem Kampf-oder-Flucht-Modus stecken bleiben und ihr Gehirn nicht mehr aus der Stress-Schleife herauskommt. An dieser Stelle kommt Biohacking ins Spiel.

Wenn sich dein Gehirn permanent im Stress-Modus befindet, wird dein Handeln von einem Teil des Mittelhirns gesteuert, der Amygdala heißt. Aufgabe der Amygdala ist es, dafür zu sorgen, dass du in Sicherheit bist und dass du mögliche Krisen frühzeitig erkennen kannst. Wenn dieser Teil deines Gehirns immer in Alarmbereitschaft ist, muss in deinem Leben nur ein kleiner zusätzlicher Stressfaktor auftreten, um eine enorme Stressreaktion auszulösen. Bei zu vielen Menschen befindet sich das Gehirn durchgängig in diesem Modus.

Besser ist es, wenn dein Handeln statt von der Amygdala vom präfrontalen Cortex gesteuert wird. Dies ist der Teil des Gehirns, der dich Hoffnung schöpfen lässt und Perspektiven aufzeigt. Wenn der präfrontale Cortex dein Denken steuert, ermöglicht dir das, dir Ziele zu setzen sowie die Schritte und die Zeit abzuschätzen, die notwendig sind, um diese Ziele zu erreichen. Er ist das Zentrum, das dein Handeln steuert.

Jetzt wird es wirklich interessant: Das Denken kann nur entweder durch die Amygdala oder durch den präfrontalen Cortex gesteuert werden. Das Gehirn reagiert entweder nach dem Prinzip der Hoffnung oder der Angst. Du kannst entscheiden, welches Prinzip dein Handeln bestimmen soll. Schwierig wird es, wenn du in deinem Leben viele Traumata erfahren hast oder dein Alltag sehr stressig ist und die Angst dich im Griff hat.

Meine zwei liebsten Biohacking-Methoden für das Gehirn können dich aus diesem Zustand befreien. Die erste ist eine chiropraktische Behandlungsmethode. Die Chiropraktik gibt es bereits seit über 100 Jahren. Es handelt sich dabei also nicht um einen neuen Ansatz. Allerdings sind die Erkenntnisse darüber, wie sie das Gehirn verändern kann, noch relativ jung. Der Begründer der Chiropraktik war Daniel David Palmer, ein magnetischer Heiler, der verstanden hatte, wie sich Energie durch den Körper bewegt. Daniel David Palmer war einer der ersten, der lehrte, dass die Ursache aller Erkrankungen ein durch Traumata, negative Gedanken und Giftstoffe beeinträchtigter Fluss von Nervenimpulsen sei. Je mehr physischem, emotionalem und chemischem Stress der Körper ausgesetzt ist, desto kränker ist er. Palmer entdeckte als erstes, dass es möglich ist, durch Justierung der Wirbelsäule das Nervensystem und Heilungsprozesse im Körper anzuregen. Seit

Jahren suchen Menschen Chiropraktiker auf, um Heilungsprozesse zu beschleunigen und Krankheiten vorzubeugen.

Die Forscherin Dr. Heidi Havvik entdeckte vor einigen Jahren, dass eine chiropraktische Justierung das Gehirn sofort aus dem Kampf-oder-Flucht-Modus herausholen und die Gehirnaktivität in den präfrontalen Cortex verlagern kann. Ihre Untersuchungen ergaben, dass eine chiropraktische Behandlung die Durchblutung des präfrontalen Cortex um 30 Prozent steigert.[19] Das ist ungemein hilfreich für Frauen in den Wechseljahren, die im Kampf-oder-Flucht-Modus feststecken.

Die zweite Biohacking-Methode, die wir in meiner Praxis nutzen, um das Gehirn neu zu trainieren heißt BrainTap®. Diese Technologie wurde von Dr. Patrick Porter entwickelt, dem Autor von *Awaken the Genius. Mind Technology for the 21st Century.* Sein BrainTap®-Headset baut auf vier Schlüsselelemente, um das Gehirn zu trainieren. Diese Elemente sind binaurale Beats, angeleitete Visualisierungen, holografische Musik in 10 Zyklen sowie isochrone Töne. Die Wirksamkeit all dieser Elemente ist wissenschaftlich umfangreich abgesichert. Meine Patienten nennen diese Methode auch „erzwungene Meditation". Es kann Jahre dauern, deinem Gehirn eine ausgeglichenere Funktionsweise anzutrainieren. Indem BrainTap® die Bereiche deines Gehirns stimuliert, die du im Kampf-oder-Flucht-Modus nicht benutzt, kann es deine Reaktion auf Stress innerhalb von Wochen verändern.

Ich habe mir dieses Gerät in die Praxis geholt, weil ich meinen Patienten ein weiteres Hilfsmittel zur Verfügung stellen wollte, um ihren stressigen Alltag zu bewältigen. Die Resultate, die BrainTap® liefert, haben mich regelrecht umgehauen. Kinder können sich in der Schule besser konzentrieren, gestresste Mütter reagieren weniger heftig auf neue Stressfaktoren und Patienten, die mit Schlaflosigkeit zu kämpfen haben, können endlich einschlafen. BrainTap® hat sich als tolle Ergänzung für unser Biohacking-Zentrum erwiesen, und vielen meiner Patienten gefällt es so gut, dass sie sich ein eigenes Headset für zu Hause zulegen.

Ich war so beeindruckt davon, wie sehr die oben genannten Biohacking-Methoden den Heilungsprozess beschleunigen und Frauen in den Wechseljahren unterstützen können, dass ich diesen Geräten einen eigenen Ort gewidmet habe. Wir nennen ihn den „Reset-Raum". Es ist ein Ort, an dem Menschen wieder Kraft tanken und einen neuen Umgang mit den Stressoren ihres Lebens finden können. Die Ergebnisse, die Patienten mit den Geräten in unserem Reset-Raum erzielen, sind wirklich beeindruckend.

SCHRITTE, UM FÜR IMMER JUNG ZU BLEIBEN

- Stell deinen Alltag so um, wie in den vorherigen Kapiteln beschrieben.
- Finde heraus, welche Biohacking-Methoden für dich ratsam sind.
- Lass dich chiropraktisch behandeln.
- Such dir eine Praxis in deiner Nähe, die Biohacking anbietet, oder kauf dir Equipment für zu Hause.

Zum ersten Mal in der Geschichte der Menschheit, weigern sich die Menschen zu altern. Diese Anti-Aging-Bewegung geht in großen Teilen von der Generation der Babyboomer aus. Sie wollen nicht so altern wie ihre Elterngeneration vor ihnen. Viele von ihnen haben das Konzept der Präventivmedizin für sich entdeckt. Die Prävention zielt dabei vor allem auf den

Prozess des Alterns. Das hat die Forschung vorangetrieben und eine Nachfrage nach neuen Technologien geschaffen, die mittlerweile unter dem Begriff „Biohacking“ bekannt sind. Es ist eine spannende Zeit, um Teil der Biohacking-Bewegung zu sein. Allein die Wunderwirkungen, die ich in meiner Praxis nach der Anwendung von Rotlichttherapie, hyperbarer Sauerstofftherapie und Pulsierender Magnetfeldtherapie beobachten konnte, sind atemberaubend.

Wenn du denkst, du müsstest so altern wie deine Eltern es getan haben, dann irrst du dich! Mithilfe der Prinzipien, die ich dir in diesem Buch vorgestellt habe, und der Biohacking-Methoden wirst du beeindruckende Resultate erzielen können. Du wirst dir ohne Zweifel eine jugendliche Leistungsfähigkeit dauerhaft erhalten können.

KAPITEL 12

Aufblühen statt aushalten

An diesem Punkt im Prozess fällst du wahrscheinlich in eine von zwei Gruppen. Zur ersten Gruppe gehören diejenigen, die sich überfordert fühlen. Wenn du nicht weißt, wo du anfangen sollst, bist du nicht allein. Lass dich nicht entmutigen. Dieses Kapitel enthält einige konkrete Schritte, um dir den Einstieg zu erleichtern und eine Alltagsroutine zu entwickeln, die für dich funktioniert. Vielleicht gehörst du auch zur zweiten Gruppe: Vieles von dem, was ich beschreibe, ist bereits Teil deines Alltags, aber du hast ein paar Stellen identifiziert, an denen du noch nacharbeiten könntest. Wenn das auf dich zutrifft, möchte ich dich ermutigen, dich selbst zu fordern und herauszufinden, was du tun kannst, um deine Gesundheit auf ein neues Niveau zu heben.

Betrachte deine Gesundheit als ein Puzzle. Die Größe des Puzzles unterscheidet sich von Person zu Person. Einige von uns müssen vielleicht nur ein Puzzle mit 250 Teilen lösen, während andere vor einem Puzzle mit 1000 Teilen sitzen. In jedem Fall solltest du geduldig sein. Genau wie bei einem großen Puzzle kannst du zuerst einmal die Randteile zusammensuchen, dann die Teile nach Farben sortieren, danach den Rand zusammensetzen und schließlich den Mittelteil des Puzzles angehen. Ich möchte, dass du diese Herangehensweise auch auf deine Gesundheit überträgst.

Lass uns mit den Randteilen beginnen. Blätter noch einmal zurück, und schau dir die Kapitel erneut an. In welchem Bereich hattest du den Eindruck, dass du noch am meisten zu tun hast? Beginn mit diesem Kapitel und integriere diesen Aspekt als erstes in deine Routine. Befolge die Schritte am Ende des jeweiligen Kapitels.

Amy, eine gute Freundin von mir, wollte in ihrer Postmenopause Fasten in ihren Alltag integrieren. Als Kind hatte sie mit einer Essstörung zu kämpfen gehabt und war deshalb unsicher, welche mentalen Auswirkungen das Fasten auf sie haben würde. Trotzdem wollte sie es gerne ausprobieren. Ich ließ sie die gleichen Schritte befolgen, wie ich sie im Kapitel über das Fasten beschreibe. Sie begann mit dem ersten Schritt: das Frühstück um eine Stunde nach hinten verschieben. Als sie sich daran gewöhnt hatte, versuchte sie täglich für 13 Stunden zu fasten. 13 Stunden ohne Essen fielen ihr anfangs schwer, deshalb ließ sie sich für diesen Schritt so lange Zeit, bis es sich leichter anfühlte. Nach einem Monat hatte sie den Dreh raus und war bereit, länger zu fasten. Ehe sie sich versah, legte sie regelmäßig OMAD-Fastentage ein und war begeistert davon. Wenn du bisher noch keine Erfahrungen mit dem Fasten hast, halte dich an die gleichen Schritte wie Amy.

Nachdem du die Schritte des Kapitels, das du dir als erste Aufgabe vorgenommen hast, erfolgreich umgesetzt hast, wende dich dem nächsten Kapitel zu und befolge diese Schritte in der angegebenen Reihenfolge. Genauso ging auch Amy vor. Sie war so begeistert vom Fasten, dass sie mehr lernen wollte. Sie fühlte sich so gut, dass sie die nächste Stufe erreichen wollte. Für sie bestand die nächste Stufe darin, die Schritte in Kapitel 7 zu befolgen. Als Zuckerfanatikerin war sie sich bewusst, dass diese nächste Veränderung schwer werden würde. Aber sie befolgte den Plan, den ich für sie zurechtgelegt hatte. Als erstes strich sie raffinierte Kohlenhydrate von ihrem Speiseplan. Dann begann sie, ihre Kohlenhydrat- und Proteinmenge zu tracken. Anschließend begann sie, auf die Qualität der Lebensmittel zu achten, die sie zu sich nahm und ergänzte mehr gute Fette. Jeder Schritt erforderte Zeit, um sich an die Neuerungen anzupassen und daran zu gewöhnen. Jeder Schritt war eine neue Herausforderung, aber auch gleichzeitig eine Verbesserung ihres Gesundheitszustands. Jeder Schritt motivierte sie dazu, weiterzumachen. Nachdem sie das Fasten als festen Bestandteil ihres Alltags etabliert und ihre Kohlenhydratmenge gesenkt hatte, erreichte sie ihr Wunschgewicht, fühlte sich voller Energie und war bereit für eine Entgiftung. Gemäß der Empfehlungen aus diesem Buch, war das die perfekte Herangehensweise. Du machst einen Schritt nach dem anderen, und ehe du dich versiehst, liebst du den Körper, in dem du lebst. Mir ist bewusst, dass du vielleicht der ehrgeizige Typ bist und am liebsten gleich mehrere Veränderungen auf einmal in deinen Alltag integrieren möchtest. Das verstehe ich. So kannst du es auch machen. Du kannst problemlos die Schritte aus zwei oder drei Kapiteln miteinander kombinieren. So gehe ich vor, wenn ich eine Patientin individuell betreue. Wir schauen uns an, wie viele Veränderungen sie umsetzen möchte, welche Ziele sie hat und welche Anforderungen ihr Alltag bereithält, und erarbeiten individuell angepasste Schritte, die sie erfolgreich umsetzen kann.

Eine Lektion, die ich gelernt habe, als ich begonnen habe, diese Prinzipien über Social Media zu teilen, ist, dass der

Ansatz so erfrischend und effektiv ist, dass die Menschen so viel wie möglich darüber erfahren möchten, wie sie ihn auf ihr eigenes Leben anwenden können. Das bedeutet, dass wahrscheinlich Fragen aufkommen werden, während du die Schritte in deinem Alltag umsetzt. Auf meinen YouTube-, Instagram-, und Facebook-Profilen erreichen mich jede Woche Tausende Fragen aus meiner Community.

Ich habe dieses Buch geschrieben,damit du ein gutes Leben hast. Statt beste Voraussetzungen für Krankheiten zu schaffen, wirst du nach dem Fünf-Schritte-Programm zum Wechseljahre-Reset (siehe S. 35) auf dem besten Weg in ein gesundes Leben sein.

Wenn dir der eigenständige Ansatz mit den einzelnen Schritten nicht liegt, habe ich weitere Angebote für dich, mit denen du dir den Prozess etwas erleichtern kannst. Es gibt eine ganze Online Community von Menschen, die diese Prinzipien in ihrem Alltag umsetzen. Zögere nicht, dich einem meiner Programme anzuschließen.

Es gibt drei Programme: Resetter Collaborative, Reset Academy und Detox Program. Resetter Collaborative ist meine Facebook-Gruppe, in der jeden Monat gemeinsam gefastet wird, Reset Academy ist meine private Online-Fastengruppe, in der ich verschiedene Varianten der Fasten- und Ernährungsprogramme sowie Tipps zur Verbesserung des Mikrobioms mit den Mitgliedern teile, und im Detox Program führe ich dich durch eine Entgiftungskur, um Nervengifte und Karzinogene aus deinem Körper auszuleiten. Such dir das aus, was sich für dich am passendsten anfühlt.

LISAS GESCHICHTE

Im Alter von 45 Jahren befand sich Lisas Gesundheit in einer Abwärtsspirale. Sie fühlte sich ständig erschöpft, konnte nicht schlafen, hatte Gedächtnisprobleme und mit vielen Ängsten zu kämpfen. Nichts konnte sie entspannen. Schon die kleinsten Anzeichen von Stress lösten bei ihr eine Panikattacke aus. Sie hatte wunderbare Kinder und einen liebevollen Ehemann und liebte ihr Leben. Sie konnte sich ihre Ängste nicht erklären. Lisa wusste, dass sich etwas verändern musste, und suchte Rat bei mir.

Ich passte den Wechseljahre-Reset individuell für sie an. Wir verbrachten mehrere Monate damit, die richtige Fastenroutine für sie zu entwickeln, die sich mit ihrem Terminkalender vereinbaren ließ. Ihre Wochenenden waren vollgepackt mit den Sportveranstaltungen der Kinder, und an diesen langen Tagen wurde das Fasten zu einem wertvollen Werkzeug für sie. Ich brachte ihr bei, wie sie ihren Körper in den Zustand der Ketose versetzen konnte, was ihr eine enorme Menge an Energie und geistige Klarheit verschaffte und ihr dabei half, die 10 kg abzunehmen, die sie schon seit Jahren loszuwerden versucht hatte. Sie machte einen Test, um die Belastung ihres Körpers durch Giftstoffe zu ermitteln, und machte mehrere von mir personalisierte Entgiftungskuren, nach denen sie sich ruhiger fühlte und besser schlafen konnte.

Ein Jahr nach unserem ersten Treffen war aus Lisa eine lebensfrohere, entspanntere und glücklichere Person geworden. Mithilfe der Methoden, die sie bei mir gelernt hatte, baute sie sich eine Routine, die sie in ihren Wechseljahren richtig aufblühen ließ. Lisa ist mittlerweile 50 Jahre alt und erzählte mir neulich, dass sie nun offiziell seit einem Jahr nicht mehr ihre Periode bekommen hat. Während sie in meinem Büro saß und mit mir darüber sprach, wie es ihr damit ging, nun die Postmenopause erreicht zu haben, resümierte sie im Rückblick auf ihre Wechseljahre: „Eigentlich waren die Wechseljahre gar nicht schlimm für mich.“ Das war so ein schöner Moment für uns beide, weil Lisa bewusst wurde, dass sie dank der Veränderungen, die sie mit 45 in ihrem Leben umgesetzt hatte, den Turbulenzen entgangen war, die so viele Frauen während ihrer Wechseljahre erleben.

SCHRITTE, UM ALLE TEILE ERFOLGREICH ZUSAMMENZUSETZEN

- Wähle den Lebensbereich, in dem Veränderungen am nötigsten sind.
- Setze die im entsprechenden Kapitel vorgegebenen Schritte in der angegebenen Reihenfolge um.
- Wenn du diese Veränderung erfolgreich in deinen Alltag integriert hast, wende dich dem nächsten Lebensbereich zu.
- Setze die Schritte aus dem entsprechenden Kapitel um, und wiederhole diesen Prozess mit anderen Kapiteln.
- Wenn du dir mehr Struktur oder Unterstützung durch eine gleichgesinnte Gemeinschaft wünschst, trete auf Facebook der Gruppe Resetter Collaborative oder der Gruppe Reset Academy bei.
- Mach noch weitere Tests oder lass dich von Gesundheitsexperten beraten, um deine Herangehensweise weiter zu personalisieren.

Wenn du dich immer noch verloren fühlst, zögere nicht, Kontakt aufzunehmen. Ich habe ein tolles Team, bestehend aus fürsorglichen Menschen, die dafür da sind, dich zu unterstützen und dir hilfreiche Tipps zu geben. Unter Umständen sind noch weitere Tests notwendig, um zu verstehen, was in deinem

Körper vorgeht, oder vielleicht brauchst du eine Einzelberatung, um herauszufinden, welche Teile im Puzzle deiner Gesundheit fehlen. Ganz gleich, wie es um deine Gesundheit steht, solltest du wissen, dass es einen Weg zur Besserung der Beschwerden gibt.

In meinen 40ern traten so viele meiner körperlichen Ungleichgewichte an die Oberfläche. Ich brauchte fast das ganze Lebensjahrzehnt, um das Wissen zusammenzutragen, das ich in diesem Buch zusammengefasst habe. Zu viele Frauen quälen sich durch ihre Wechseljahre, ohne brauchbare Hilfe zu erhalten. Viele Symptome lassen sich beheben, indem du deinen Alltag umstellst, aber das muss keine 10 Jahre dauern. Ich möchte, dass du dich schon jetzt besser fühlst. Ganz gleich, ob du dich nun durch die Schritte der einzelnen Kapitel arbeitest oder an einem meiner Programme teilnimmst, solltest du wissen, dass ich mit dir mitfiebere.

Die Wechseljahre sind eine ausgezeichnete Zeit, um dein Leben wieder in bessere Bahnen zu lenken. Betrachte deine Beschwerden als Hilferufe: Wenn du erst einmal verstanden hast, wie du deinen Beschwerden durch Veränderungen in der täglichen Routine entgegenwirken kannst, werden die Beschwerden verschwinden. Vor allem wirst du aber das Gefühl haben, die Kontrolle über deine Gesundheit zurückgewonnen zu haben.

KAPITEL 13

Du bist stärker, als man dir beigebracht hat

Du hast es bis zum Ende geschafft! Ich hoffe, die Reise, auf die ich dich in diesem Buch mitgenommen habe, hat deine Begeisterung geweckt und dir neue Hoffnung gegeben. Ich wünschte, du wärst an meiner Stelle und könntest die vielen Erfolgsgeschichten der Frauen miterleben, die ihre Wechseljahresbeschwerden schon mithilfe der fünf Schritte (siehe S. 35), die ich in diesem Buch zusammengefasst habe, in den Griff bekommen haben. Denk daran, dass jedes Kapitel einem anderen Aspekt des Heilungsprozesses gewidmet ist.

Wenn du noch immer orientierungslos durch deine Wechseljahre stolperst, solltest du die Kapitel 4 und 5 noch einmal sehr aufmerksam lesen, in denen es um die hormonelle Hierarchie und den Einfluss der Hormone auf die Beschwerden in den Wechseljahren geht. Wenn du Schwierigkeiten mit dem Abnehmen, deinem Energielevel, mit Hitzewallungen oder mit Brain Fog hast, solltest du die Kapitel 6, 7, und 8 erneut konsultieren und ketobiotische Ernährung sowie eine Fastenroutine in deinen Alltag integrieren.

Du hast die Nase voll von Schlafproblemen? Dir fallen die Haare aus? Du hast den Eindruck, dein Gedächtnis lässt nach? Dann solltest du zu Kapitel 9 zurückblättern und dich mit den Giftstoffen in deiner Umgebung vertraut machen, die möglicherweise dafür verantwortlich sind, dass dein Hormonhaushalt durcheinander geraten ist.

Zu guter Letzt, wenn es dir nicht gelingt, deinen Blutzuckerspiegel zu senken oder du das Gefühl hast, schon alles versucht zu haben, um deine Beschwerden zu lindern, allerdings ohne Erfolg, solltest du Kapitel 10 noch einmal aufmerksam lesen. Vielleicht ist es auch an der Zeit, den hektischen Alltag einer Rushing Woman an den Nagel zu hängen.

Während du diesen Fünf-Schritte-Prozess durchläufst, solltest du niemals vergessen, dass der wunderbare Körper, in dem du geboren wurdest, auf Heilung vorprogrammiert ist. Dein Körper ist sehr viel stärker, als man dir beigebracht hat. Ich weiß, die Beschwerden, mit denen du zu kämpfen hast, fühlen sich alles andere als wunderbar an, aber ich verspreche dir, dass in dieser stürmischen Zeit der Wechseljahre eine Gelegenheit für Heilung liegt.

Die Wechseljahre halten dir den Spiegel vor. Die Symptome, die nicht zu übersehen sind, sind Geschenke deines Körpers, der dich damit auf deine Baustellen hinweist. Ich hoffe sehr, dass du diese Symptome nicht verteufeln wirst, sondern dass es dir gelingt, sie anzunehmen. Sie arbeiten nicht gegen, sondern für dich

Mir bricht das Herz, wenn ich an den Gesundheitszustand der Menschen auf dieser Erde denke. Aber Frauen in den Wechseljahren sind besonders angreifbar. Hormone schützen. Wenn wir diesen Schutz verlieren und in die Postmenopause kommen, sind wir anfällig für alle möglichen Krankheiten. Osteoporose, hormonell bedingte Krebsarten, Herz-Kreislauf-Erkrankungen, Arthritis, Demenz, Alzheimer-Krankheit und Diabetes sind alles Erkrankungen, die in der Postmenopause häufiger auftreten als zuvor. Die Übergangsphase von der Peri- in die Postmenopause birgt jedoch eine Chance für uns. Wir können die Richtung ändern, in die sich unsere Gesundheit entwickelt. Wenn du deinen Alltag so umstellst, wie ich es hier beschrieben habe, liegt die Kontrolle in deiner Hand. Chronische Krankheiten entstehen nicht über Nacht, und Krebszellen bilden sich erst nach Jahren der ungesunden Lebensführung. Wenn du auf die Bedürfnisse deines Körpers hörst, stoppst du die Entwicklung von Krankheiten.

Es spielt keine Rolle, welche Diagnose du erhalten hast, wie vielen Giftstoffen du ausgesetzt warst oder wie viele Ärzte dir eine schlechte Prognose gestellt haben: Dein Körper sehnt sich nach Heilung, er ist bereit für diesen Moment. Er arbeitet mit dir und nicht gegen dich. In dir steckt eine mächtige Intelligenz, die weiß, was zu tun ist. Während du die fünf Schritte umsetzt, die ich in diesem Buch beschrieben habe, wirst du merken, wie viel Kraft in deinem Körper steckt.

Du bist jetzt mit den nötigen Werkzeugen ausgestattet, um gut durch die Wechseljahre zu kommen. Wenn du das Gefühl hast, vom Kurs abzukommen, nimm dieses Buch wieder zur Hand. Lies noch einmal die Kapitel, in denen es um deine Hormone geht. Rufe dir die hormonelle Hierarchie in Erinnerung, und denk daran, dass es dir leichter fallen wird, Östrogen, Progesteron und Testosteron wieder ins Gleichgewicht zu bringen, wenn du vorher deinen Cortisol- und Insulinspiegel ausbalanciert hast. Wenn du den Pfad aus den Augen verlierst und das Gefühl hast, dass deine Beschwerden dein Leben beherrschen, besinne dich wieder auf die fünf Schritte, aus denen der Wechseljahre-Reset besteht. Betrachte diese fünf Schritte als Wegweiser, um wieder auf Kurs zu kommen. Ich werde in meiner Praxis täglich Zeugin von Heilungsgeschichten. Frauen, die seit Jahren versuchen abzunehmen, mehrere Medikamente nehmen, deren Gedächtnis mehr und mehr nachlässt, die mit Schlaflosigkeit und chronischer Erschöpfung zu kämpfen haben, schaffen es, ihre Gesundheit wieder auf Kurs zu bringen, und zwar nicht mithilfe einer Wunderpille oder einer Operation. Sie schaffen es, ihre Gesundheit wieder auf Kurs zu bringen, weil sie den Glauben an sich selbst wiederentdeckt haben. Sie lernen, eine Fastenroutine in ihren Alltag zu integrieren. Sie wenden die Prinzipien der ketogenen Ernährung an. Sie passen ihre Ernährung an ihren Zyklus an, wenn sie eine Periode bekommen. Sie kümmern sich um ihr Östrobolom. Sie entgiften ihren Körper. Sie machen Schluss mit einem hektischen Alltag. Sie fassen den Entschluss, mit ihrem Körper und nicht gegen ihren Körper zu arbeiten.

Der Körper heilt. Meine Lieblingsmomente sind die, in denen ich eine Patientin sagen höre: „Das funktioniert tatsächlich!" Ja, es funktioniert, weil dein Körper darauf ausgelegt ist, zu funktionieren. Dir wurde nur nie beigebracht, wie du ihn behandeln solltest.

Die Wechseljahre sind eine Gelegenheit, um den Glauben an sich selbst zu entfachen und die eigenen Bedürfnisse wieder zur Priorität zu erheben. Viele von uns haben die letzten paar Jahrzehnte ihres Lebens der Familie, der Karriere oder den Bedürfnissen der Menschen um sich herum gewidmet. Jetzt ist es an der Zeit, sich selbst die nächste Lebensphase zu widmen.

Krankheiten treten auf, wenn wir die Verbindung zu den Bedürfnissen unseres Körpers verlieren. Das kann schnell passieren. Wir leben in einer Welt, in der dem, was im Außen geschieht, mehr Bedeutung beigemessen wird als unserem Innenleben. Wir ignorieren, was in uns geschieht. Wir drosseln das Tempo unseres Alltags nicht ausreichend, um wahrzunehmen, was unser Körper versucht, uns mitzuteilen. Manchmal übergehen wir unsere Symptome einfach und nehmen uns nicht die Zeit, in uns hineinzuhorchen. Doch wenn wir uns einmal einen Moment Zeit nehmen, um zu würdigen, was während der Wechseljahre in unserem Körper geschieht, ist das ziemlich beeindruckend. Ein wichtiges Organ, das dir jahrelang treu gedient hat, zieht sich langsam aus dem Geschehen zurück. Es hat seinen Teil getan. Dieser Prozess hat etwas Symbolisches und etwas Wunderbares.

Ich erinnere mich noch daran, wie ich eines Morgens, nach ein paar besonders harten Tagen, an denen meine Hormone verrückt gespielt hatten, am Meditieren war. Ich war erschöpft von den Höhen und Tiefen dieser Reise. Ehrlich gesagt fühlte ich mich an diesem Morgen alles andere als erleuchtet. Ich war wütend auf meinen Körper. Ich wollte, dass dieser Wechseljahreswahnsinn endlich ein Ende hatte. Als ich still dasaß, kam mir dieser Gedanke: „Sei nicht wütend auf deine Eierstöcke. Sie haben dir dabei geholfen, zwei wunderschöne Kinder auf diese Welt zu bringen." In diesem Moment wurde mir bewusst, dass dieser erstaunliche Teil meines Körpers eine meisterhafte Rolle darin gespielt hatte, mir zwei der Menschen zu bescheren, die mir in meinem Leben am meisten Freude geschenkt haben: meine Kinder. Jeden Monat waren diese Eierstöcke für mich da. Sie hatten eine Aufgabe, die mir sehr zugutekam. Jetzt war es für sie an der Zeit, in den Ruhestand zu gehen. Als ich mein Augenmerk von Wut zu Bewunderung verlagert hatte, überkam mich ein Gefühl tiefer Dankbarkeit für diese Organe mit ihren nahezu magischen Fähigkeiten.

Ich begann meine Wechseljahresbeschwerden zu verstehen wie Nachrichten von einem alten Freund.

In unserer Gesellschaft herrscht ein klinisches Verständnis dieser Lebensphase vor. Die Symptome werden als Unannehmlichkeiten angesehen, die es abzustellen gilt. Wenn es eine Sache gibt, die meine Wechseljahr mich gelehrt haben, dann ist es, diese Symptome und das, was in meinem Körper passiert, richtig zu würdigen. Als Frauen können wir uns so glücklich schätzen, dass wir in einem Körper leben dürfen, der jeden Monat eine Symphonie der Hormone gespielt hat.

Du kannst deinen Körper nicht heilen, wenn du ihn hasst. Während du die nächste Phase deines Lebens willkommen heißt, solltest du dich auch dafür entscheiden, Dankbarkeit und Liebe willkommen zu heißen. Ehre die Weisheit des Körpers, in dem du leben darfst. Wenn du dich von Liebe und Wertschätzung leiten lässt und dir gleichzeitig eine Alltagsroutine aufbaust, die mit und nicht gegen deinen Körper arbeitet, wirst du aufblühen.

Ich hoffe aus tiefstem Herzen, dass dieses Buch dir weiterhilft. Ich glaube an dich. Ich bin überzeugt, dass die nächste Phase in deinem Leben besser werden kann als alle zuvor. Gib nicht auf. Ich bin an deiner Seite und drücke dir die Daumen.

KAPITEL 14

Schlafen leicht gemacht

Wenn du mich in meinen 20ern nach meinem liebsten Zeitvertreib gefragt hätten, hätte ich geantwortet: „Schlafen." Einschlafen, durchschlafen, schlafen auf Reisen – egal wie, eine gesunde Dosis Schlaf zu bekommen fiel mir leicht und ich genoss es in vollen Zügen. Als ich 30 wurde und lernte, meine Mutterrolle und meine Karriere unter einen Hut zu bekommen, entdeckte ich die Kraft des 20-minütigen Powernap. Dank der Anforderungen meiner Praxis und der ständigen Pflichten als Elternteil vergingen meine Tage damals im Eiltempo. Eine kurze Schlafpause wurde für mich zum bewährten Gegenmittel für meinen hektischen Alltag. Ich lernte, dass ich mit kurzen Schlafphasen an besonders vollen Tagen wieder Kraft tanken konnte, also plante ich einen 20-minütigen Mittagsschlaf in meiner Mittagspause ein. Ich schlief schnell ein, wachte erholt wieder auf und war gerüstet für die zweite Tageshälfte.

Dann wurde ich 40 und mein Verhältnis zu Schlaf veränderte sich drastisch. Die erste große Veränderung, die mir auffiel, war, dass ich nicht mehr die ganze Nacht durchschlief. Zwei Uhr morgens wurde zu meiner Geisterstunde. Anstatt problemlos wieder einzuschlafen, wie ich es in jüngeren Jahren getan hatte, wälzte ich mich stundenlang von einer Seite auf die andere, während mein Gehirn mit dem Lösen von Problemen beschäftigt war. In diesen frühen Morgenstunden war mein Verstand wie ein wilder Hund, der sich in einen Knochen verbissen hatte. Zwanghafte Gedankenspiralen hielten mich stundenlang wach. Dann begann es, dass ich nur noch sehr leicht schlief. Geräusche von meiner Familie, mein Mann, der später ins Bett kam, und sogar der Wind vor meinen Fenstern schreckten mich aus dem Schlaf. Aus dem leichten Schlaf wurden schließlich Einschlafprobleme. Ich konnte mich nicht mehr ins Bett legen und einfach einschlafen. Stattdessen wälzte ich mich stundenlang hin und her, bis mein Körper und mein Verstand endlich losließen und ich in den Schlaf gleiten konnte. Es war die Hölle. Nie hätte ich mir vorstellen können, dass mir etwas, was mir jahrelang so leichtgefallen war, auf einmal so schwerfallen würde.

Gerade als ich dachte, die Schlafprobleme könnten nicht mehr schlimmer werden, trat der Nachtschweiß auf den Plan. Die Kombination aus Einschlafproblemen, leisen Geräuschen, die mich aus dem Schlaff rissen, und nächtlichen Hitzewallungen sorgte dafür, dass ich quasi kein Auge mehr zutat. Ich war besessen davon, meinen vom Hormonmangel geplagten Körper dazu zu bringen, wieder in einen gesunden Schlafrhythmus zu kommen. Nachdem sich mein geruhsamer Schlaf in eine mühsame Aufgabe verwandelt hatte, machte ich mich auf die Suche nach Methoden, um mir wieder einen erholsamen Schlaf zu ermöglichen. Ich stürzte mich in eine 10-jährige Suche, um herauszufinden, was der Körper einer Frau in den Wechseljahren für guten Schlaf braucht.

In diesem Kapitel möchte ich mit dir teilen, was ich dabei gelernt habe. Es gibt ein paar bahnbrechende Schlafstrategien, die du kennen solltest, wenn du in die Wechseljahre kommst. Diese Strategien haben nicht nur mir weitergeholfen, sondern auch Tausenden von Frauen in meiner Online Community. Während ich dir diese Strategien vorstelle, denk bitte daran, dass Schlaflosigkeit zu den Beschwerden zählt, die ein größeres Repertoire an Hilfsmitteln erfordern als andere Wechseljahresbeschwerden. An einem Abend versuchst du es mit dem einen Hilfsmittel, und es klappt wunderbar, und am nächsten Abend scheint es nicht mehr die gleiche Wirkung zu haben. Mach dir nichts daraus. Schreib dieses Hilfsmittel nicht ab.

Im Gegensatz zu den anderen fünf Strategien, die ich dir in diesem Buch vorgestellt habe, ist die Lage bei den Schlafstrategien sehr dynamisch. Du wirst sie nicht alle gleichzeitig einsetzen. An manchen Abenden wirst du eine einzelne Strategie verfolgen, und an anderen Abenden wirst du alle nur verfügbaren Strategien bemühen. Schlaf ist eine der gesunden Lebensgewohnheiten, lässt sich jedoch nicht erzwingen. Deine Hormone folgen einem Rhythmus. Stell dir deshalb einmal vor, dass auch diese Hilfsmittel einen natürlichen Rhythmus haben.

Damit du ein besseres Verständnis dafür entwickelst, wann du welche Strategie am besten anwendest, habe ich sie in drei Kategorien unterteilt: grundlegende, empfohlene und Bonus-Strategien. Bevor ich diese Kategorien im Einzelnen vorstelle, möchte ich dir zunächst erklären, warum die Wechseljahre unseren Schlaf so durcheinanderbringen. Die Gründe zu kennen, die zu Schlaflosigkeit in den Wechseljahren führen können, wird dir dabei helfen, die Strategien auszuwählen, die für dich am besten funktionieren.

WARUM HABEN FRAUEN IN DEN WECHSELJAHREN SCHLAFPROBLEME?

Genauso wie die Gewichtsabnahme von den Hormonen abhängt, tut es auch der Schlaf. Es gibt fünf Hormone, die den Schlaf beeinflussen: Cortisol, Melatonin, Insulin, Östrogen und Progesteron.

Wenden wir uns erst einmal den Sexualhormonen zu: Östrogen und Progesteron. Wie sich herausstellt, haben diese wunderbaren neurochemischen Stoffe eine wichtige Rolle darin gespielt, dass wir gut geschlafen haben. Wenn ihr Spiegel sinkt, wird das Einschlafen und das Durchschlafen zu einer Herausforderung. Eine der eindrucksvollsten Eigenschaften von Progesteron ist, dass es GABA-Rezeptoren im Gehirn aktivieren kann, was es unserem Körper und Denken ermöglicht, zu entspannen. Fehlt Progesteron, kann der GABA-Spiegel in den Keller sinken und uns rastlos und mit Einschlafproblemen zurücklassen. Der GABA- und Progesteron-Rückgang, der in den Wechseljahren stattfindet, fühlt sich oft so an, als hätte man mehrere Tassen Kaffee getrunken. Man fällt müde ins Bett, aber sobald der Kopf das Kissen berührt, fühlt man sich wie unter Strom und kann sich nicht entspannen. Das liegt an den abfallenden Progesteron- und GABA-Werten. Im Abschnitt zu den Bonus-Strategien, stelle ich dir mehrere Methoden vor, um deinen GABA-Spiegel anzuheben und so den Übergang zu den niedrigeren Progesteronwerten, die sich ab dem Alter von 40 Jahren einstellen, möglichst reibungslos zu gestalten.

Der Östrogenrückgang ist schuld an Nachtschweiß und Hitzewallungen. Während der Wechseljahre schwankt der Östrogenspiegel heftig: Im einen Moment wird der Körper mit Östrogen überflutet, im nächsten Moment stürzt der Wert in den

Keller. Diese Östrogen-Achterbahnfahrt ist typisch für die frühen Jahre der Perimenopause. Am einen Tag kommt es dir vor, als sei Östrogen dein bester Freund, denn es sorgt für geistige Klarheit, macht dich multitaskingfähig, schärft deinen Verstand und sorgt für glatte, faltenfreie Haut und volles, gesundes Haar. Am nächsten Tag ist das komplette Gegenteil der Fall. Deine Konzentrationsfähigkeit ist dahin, Haut und Schleimhäute sind ausgetrocknet, und jeder Stressfaktor in deinem Leben scheint dein Gehirn in den Kampf-oder-Flucht-Modus zu versetzen.

Diese drastischen Schwankungen des Östrogenspiegels lösen Hitzewallungen aus, vor allem nachts. Ein starker Rückgang des Östrogenspiegels signalisiert dem Hypothalamus, die Temperatur zu erhöhen. Die Hochs und Tiefs deines Östrogenspiegels können innerhalb von nur einer Nacht so extrem sein, dass du mehrmals völlig durchgeschwitzt bist. Wenn das auf dich zutrifft, solltest du den Abschnitt über die grundlegenden Strategien besonders aufmerksam lesen, denn mithilfe einiger einfacher Anpassungen deiner alltäglichen Gewohnheiten lässt sich dein Östrogenspiegel leicht stabilisieren.

Es ist gar nicht so einfach, den Körper dazu zu bringen, Melatonin, das weithin als das Schlafhormon bekannt ist, zu produzieren. Es gibt viele verschiedene gesundheitliche Aspekte, die die Melatoninproduktion beeinflussen, aber der vielleicht überraschendste Auslöser für die Melatoninausschüttung ist der Kontakt mit Sonnenlicht. Die Melatoninproduktion ist an Licht gekoppelt. Sie reagiert darauf, wenn die Augen unterschiedliche Arten von Licht registrieren. Das Licht während des Sonnenaufgangs und während des Sonnenuntergangs enthält mehr Rottöne als zu anderen Tageszeiten. Diese zwei Tageszeiten haben den größten Einfluss auf die Melatoninproduktion. Morgens, wenn die Sonne aufgeht, signalisieren die roten Farbtöne am Himmel dem Körper, die Melatoninproduktion zu stoppen. Es dauert ein paar Stunden am Morgen, in denen die Melatoninproduktion langsam herunterfährt. Abends, wenn das dämmernde Licht langsam schwindet, signalisiert das rote Licht des Sonnenuntergangs dem Körper, die Melatoninproduktion wieder hochzufahren, weil der Tag zu Ende geht und es Zeit wird, zu schlafen. Mittagslicht ist so etwas wie ein Nordstern für Melatonin. Es signalisiert, wo im Tagesablauf wir uns gerade befinden. Deinen zirkadianen Rhythmus wiederherzustellen, ist entscheidend für guten Schlaf. Wenn wir diese drei wichtigen Momente verpassen, kann es passieren, dass die Melatoninwerte darunter leiden. Im Abschnitt über die grundlegenden Schlafstrategien gebe ich dir bewährte Tipps, wie du deinen zirkadianen Rhythmus wiederherstellen kannst, damit dein Körper wieder über ausreichend Melatonin verfügt, ohne dass du es zusätzlich einnehmen musst.

Cortisol ist dein Feind auf allen gesundheitlichen Ebenen, aber insbesondere, wenn es um den Schlaf geht. Du darfst nicht vergessen, dass Cortisol dem Gehirn signalisiert, dass du dich in einer Krisensituation befindest, und in einer Krisensituation ist Schlaf nicht im Interesse deines Körpers, weil dann das Überleben ganz oben auf der Prioritätenliste steht. Wenn der Cortisolspiegel steigt, möchte dein Körper, dass du in Bewegung kommst. Es ist an der Zeit, vor einem Tiger zu flüchten. Vielleicht hast du diesen durch Cortisol ausgelösten Fluchtimpuls während chronischer Stressphasen schon einmal erlebt. Wenn dein Stresspegel durchgängig hoch ist, kann es passieren, dass du dich abends ins Bett legst und feststellst, dass dein Herz rast und dein Körper nicht in der Lage ist, so weit zu entspannen, dass du einschlafen kannst. Das liegt daran, dass dein Körper sich in Alarmbereitschaft befindet und auf Flucht und nicht auf Schlaf eingestellt ist. Wenn du immer wieder um zwei Uhr nachts wach wirst, kann es auch eine Cortisolspitze sein, die dich aus dem Schlaf reißt. Normalerweise fällt der Blutzuckerspiegel um zwei oder drei Uhr morgens auf sein nächtliches Tief. Dieser Rückgang des Glukosespiegels kann hyperaktive Nebennieren dazu verleiten, dir einen Coritsolschub zu verpassen. Das ist ohne Zweifel der Fall, wenn du mit Herzrasen aufwachst. Dieses Muster aus Cortisolspitzen zu den falschen Tageszeiten wird als Cortisol-Regulationsstörung bezeichnet. Sowohl im Abschnitt über die grundlegenden Schlafstrategien als auch im Abschnitt über die Bonus-Strategien findest du bewährte Methoden, um deinen Cortisolspiegel ins Gleichgewicht zu bringen, damit die Cortisolausschüttung nicht in den Überlebensmodus schaltet und dich aufweckt.

Das letzte Hormon, das deinen Schlaf beeinflusst, ist Insulin. Es wird leider zu selten darüber gesprochen, dass ein hoher Insulinspiegel zu schlechtem Schlaf führen kann, aber Insulin und Melatonin sind in mancher Hinsicht Gegenspieler. Wenn der Melatoninspiegel niedrig ist, also tagsüber, ist die Insulinsensitivität höher. Das bedeutet, dass alles, was wir bei Tageslicht essen, eine stärkere Insulinantwort auslöst. Das ist wichtig, weil es Aufgabe des Insulins ist, Glukose in die Zellen zu befördern. Wenn wir etwas essen, während es draußen schon dunkel ist, löst das nicht die gleiche Insulinantwort aus, weshalb überschüssige Glukose im Blutkreislauf bleibt, die nun irgendwo untergebracht werden muss. Wenn wir im Winter um acht Uhr abends, wenn es draußen schon dunkel ist, eine Mahlzeit mit hohem Kohlenhydratanteil zu uns nehmen, wird die Glukose aus dieser Mahlzeit höchstwahrscheinlich als Fett- oder Hirngewebe gespeichert. Abendliche Glukosespitzen führen nicht nur zu mehr

Fetteinlagerungen, sondern können auch den Kampf-oder-Flucht-Modus aktivieren, der dem Körper signalisiert, dass es an der Zeit ist, wach zu sein und nicht etwa zu schlafen. Im folgenden Abschnitt über grundlegende Schlafstrategien gebe ich dir Anregungen, wie du dein Essensfenster so legen kannst, dass es richtig auf die Tageszeiten abgestimmt ist, damit der Melatoninspiegel zur rechten Zeit ansteigen kann, aber auch um dem Insulin die Gelegenheit zu geben, den Glukosespiegel besser zu regulieren.

GRUNDLEGENDE SCHLAFSTRATEGIEN

Eine der grundlegendsten Schlafgewohnheiten, mit der ich mich in meinen 40ern auseinandersetzen musste, war, meinen zirkadianen Rhythmus wiederherzustellen. Bei uns Menschen ist die Hormonproduktion eng mit den Tageslichtverhältnissen verbunden. Das trifft sowohl auf Frauen als auch auf Männer zu, aber für Frauen in den Wechseljahren ist es von noch größerer Bedeutung. Wenn wir die Sexualhormone verlieren, die uns beim Schlafen unterstützt haben, ist der Körper auf andere Hormone und Neurotransmitter angewiesen, die diese Aufgabe erfüllen.

Alle neurochemischen Stoffe in unserem Körper sind Teil des gleichen Teams. Wenn ein paar Teammitglieder ausfallen, müssen die anderen sich mehr anstrengen, um den Verlust auszugleichen. Deshalb ist es so wichtig, den zirkadianen Rhythmus in den Wechseljahren wiederherzustellen. Wenn Körper und Verstand im Einklang mit dem zirkadianen Rhythmus arbeiten, ermöglicht das den anderen Hormonen ebenfalls richtig zu fließen, was den Körper in einen für guten Schlaf notwendigen neurochemischen Rhythmus versetzt.

DEIN ZIRKADIANER RHYTHMUS

Dein zirkadianer Rhythmus besteht aus den physischen, mentalen und verhaltensbezogenen Prozessen, die an einen 24-stündigen Tagesablauf gekoppelt sind. Er signalisiert deinem Körper, an welchem Punkt im Schlaf-Wach-Zyklus du dich befindest. Dieser Zyklus wird von neurochemischen Stoffen - sowohl von Hormonen als auch von Neurotransmittern - gesteuert, die verteilt über einen Zeitraum von 24 Stunden ausgeschüttet werden, um dafür zu sorgen, dass wir bei Tag wach und bei Nacht müde sind. Dieses System wird stark durch unterschiedliche externe Faktoren beeinflusst, insbesondere durch die Lichtverhältnisse.

Am besten lässt sich der zirkadiane Rhythmus erklären, indem man durchgeht, was im Laufe eines 24-stündigen Tag-Nacht-Zyklus auf neurochemischer Ebene im Körper passiert. Ich hoffe, dass durch das Skizzieren eines typischen Tagesablaufs deutlich wird, dass es täglich viele externe Einflussfaktoren gibt, die die neurochemischen Stoffe, die den Schlaf beeinflussen, aus der Bahn werfen können. Diesen Rhythmus zu verstehen und die täglichen Abläufe mit ihm in Einklang zu bringen, ist entscheidend für guten Schlaf.

Wenn du morgens aufwachst, befindet sich noch viel Melatonin im Blutkreislauf. Der Kontakt mit Sonnenlicht sorgt dafür, dass die Melatoninproduktion gestoppt wird. Stell dir den morgendlichen Kontakt mit Sonnenlicht wie das Anschalten einer zirkadianen Stoppuhr vor. Sobald die Stoppuhr läuft, beginnt die Ausschüttung der neurochemischen Stoffe, die für den Zeitraum des Tages bestimmt sind. Cortisol macht den Anfang. Sobald du aufstehst, beginnt der Spiegel langsam anzusteigen und erreicht seinen Tageshöhepunkt etwa zwei Stunden nach dem Aufwachen. Cortisol ist das Hormon, das dir Energie für den Tag gibt, und es ist außerdem das Hormon, das dich zu Bewegung anregt. Das macht den Morgen aus hormoneller Sicht zur perfekten Zeit, um Sport zu treiben. Nachdem der Cortisolspiegel am Morgen seinen Höhepunkt erreicht hat, sollte er absinken, bis er am frühen Abend seinen Tagestiefpunkt erreicht.

Wenn im Laufe des Nachmittags stressbedingte Cortisolspitzen auftreten, kann das den natürlichen Cortisolrhythmus durcheinanderbringen. Dann spricht man von einer Cortisol-Regulationsstörung, und diese trägt erheblich zu einem schlechten Schlaf bei. Ein Anzeichen dafür, dass bei dir eine Cortisol-Regulationsstörung vorliegt, ist, dass du dich am Ende des Tages gleichzeitig aufgekratzt und müde fühlst. Weitere typische Anzeichen sind Herzrasen oder ein starker Herzschlag. Wenn das bei dir am Ende des Tages vorkommt, ist es gut möglich, dass dein Cortisolhaushalt nicht richtig reguliert ist. Mir ist bewusst, dass es heutzutage schwierig ist, Stress zu vermeiden. Häufig geraten wir am Nachmittag in Stress, was dazu führt, dass unser Cortisolspiegel steigt, also zu einer Zeit, in der er es nicht sollte. Dennoch gibt es eine Reihe zuverlässiger Strategien, die du in deinen stressigen Alltag integrieren kannst, um deinen Cortisolspiegel wieder ins Gleichgewicht zu bringen, damit du besser schlafen kannst. Hier sind meine fünf Lieblingsmethoden, um den Cortisolspiegel in einem hektischen Alltag in den Griff zu bekommen.

Arbeite Hand in Hand mit dem Cortisol, statt dagegen

Die erste Maßnahme, um dein Cortisolhaushalt auszugleichen, ist, bei Sonnenaufgang aufzustehen. Das rote Licht des morgendlichen Sonnenaufgangs stoppt die Melatoninproduktion. Wenn du die Gelegenheit verpasst, dieses rote Licht in den frühen Morgenstunden mit offenen Augen wahrzunehmen, schaltet sich die Melatoninproduktion nach dem Aufwachen abrupt ab und der Cortisolspiegel steigt steil an. Für das Gehirn einer Frau in den Wechseljahren, das sich an die abnehmende Hormonproduktion anpassen muss, sind sanfte, gleichmäßige Veränderungen des Hormonspiegels sehr wichtig. Abrupte Veränderungen des Hormonspiegels führen auf direktem Wege zu schlechtem Schlaf.

Wird unser Hormon- oder Nervensystem ruckartig aus dem Tritt gebracht wird, stört dies den natürlichen Fluss und versetzt uns in den Kampf-oder-Flucht-Modus. Mit dem Sonnenaufgang aufzustehen und entspannt in den Tag zu starten, schafft sowohl im Hinblick auf den Cortisolhaushalt als auch auf das Nervensystem, das die Kampf-oder-Flucht-Reaktion steuert, gute Voraussetzungen für eine erholsame Nacht. Wenn du irgendwo lebst, wo du das rote Morgenlicht nicht sehen kannst, gibt es Rotlichtlampen für zu Hause, die du morgens anschalten kannst, damit deine Augen den Beginn des Tages registrieren.

Wie du diese frühen Morgenstunden verbringst, ist auch von Bedeutung. Wenn du sofort zum Handy greifst, um deine E-Mails zu checken, setzt du dich blauem Licht aus. Blaues Licht sorgt dafür, dass die Melatoninproduktion abrupt gestoppt wird. Wenn deine E-Mails für Stress sorgen, aktiviert das die Cortisolproduktion. Schon allein das morgendliche Benutzen des Handys kann also zwei wichtige Hormone durcheinanderbringen. Eine wichtige Veränderung meiner Tagesroutine, die ich in meinen 40ern einführte, bestand darin, rechtzeitig aufzustehen, um den Sonnenaufgang zu sehen, und mich anschließend für die erste Stunde des Tages in meinen Lieblingssessel zu setzen und dort zu meditieren und etwas Inspirierendes zu lesen. Ich nenne das meine „Wunderstunde“, weil sie sowohl für meine Einstellung als auch für meinen Schlaf Wunder bewirkt hat. Meine neuen Gewohnheiten ermöglichten mir einen entspannten Start in den Tag und brachten mich in Einklang mit dem natürlichen Rhythmus von Melatonin und von Cortisol. Es ist so eine wichtige Gewohnheit für meine Gesundheit, dass ich sie bis heute sorgfältig pflege.

Ein weiterer wichtiger Schritt, um dafür zu sorgen, dass der Cortisolspiegel morgens in seinem natürlichen Tempo ansteigen kann, ist, den richtigen Zeitpunkt für die erste Tasse Kaffee zu wählen. Denk daran, dass der Cortisolspiegel zwei Stunden nach dem Aufstehen seinen Höhepunkt erreicht. Wenn du direkt nach dem Aufstehen eine Tasse Kaffee trinkst, aktivierst du die Cortisolproduktion früher, als nach ihrem normalen zirkadianen Rhythmus vorgesehen. Eine einfache Maßnahme, um diese frühe Cortisolproduktion zu verhindern, ist, nach dem Aufstehen zwei Stunden zu warten, bevor du eine Tasse Kaffee trinkst. Bevor du jetzt dieses Buch in die Tonne pfefferst: Ich weiß, wie verrückt dieser Vorschlag klingt! Ich bin schon seit Jahren absolut kaffeesüchtig. Hättest du mir in meinen 40ern vorgeschlagen, meine erste Tasse Kaffee um zwei Stunden nach hinten zu verlegen, hätte ich dir gesagt, dass das wie ein qualvolles Experiment klingt, an dem ich nicht teilnehmen wolle. Aber ich fand eine einfache Strategie, die mich letztendlich zum Ziel brachte. Ich verschob meine Kaffeezeit jeden Morgen schrittweise etwas weiter nach hinten. Beginne mit einer halben Stunde. Verschiebe den Zeitpunkt ein paar Tage später um eine weitere halbe Stunde nach hinten. Verschiebe den Zeitpunkt alle paar Tage etwas weiter nach hinten. Wenn du das über mehrere Wochen hinweg machst, wird es sich nicht mehr so schrecklich ungewohnt anfühlen, deine erste Tasse Kaffee erst zwei Stunden nach dem Aufstehen zu trinken.

Das Meditieren war eine weitere Strategie, die ich in meinen 40ern eingesetzt habe, um meine Cortisol-Regulationsstörung in den Griff zu bekommen. Nachdem ich aus dem Bett aufgestanden war, setzte ich mich sofort in meinen „Denksessel“. Ich stellte fest, dass mein Gehirn sich ohne das Koffein meines morgendlichen Kaffees besser auf die Meditation einlassen konnte. Ohne Koffein konnte es mühelos in einen Zustand übergehen, in dem die sogenannten Theta-Wellen auftreten. Theta-Wellen sind Gehirnwellen, die zwischen den Delta-Wellen des Tiefschlafzustands und den Beta-Wellen auftreten, mit deren Hilfe wir unsere alltäglichen Aktivitäten meistern. Theta-Wellen sorgen häufig für Inspiration und tiefe Einsichten. Wenn sich das Gehirn in diesem Zustand befindet, ist es sehr viel einfacher zu meditieren. Durch die Kombination aus dem späteren Kaffeetrinken und dem Meditieren direkt nach dem Aufstehen verbesserte sich mein Schlaf enorm.

Eine weitere Strategie zur Cortisolregulation, die ich verfolgte, war, meine Work-out-Zeit auf den Zeitpunkt zu legen, an dem der Cortisolspiegel seinen Höhepunkt erreichte, nämlich zwei Stunden nach dem Aufstehen. Denk immer daran, dass Cortisol dich in Bewegung bringen will. Deshalb sind morgendliche Work-outs eine wirksame Methode, um den Cortisolspiegel zu regulieren. Indem du ein paar Stunden nach dem Aufstehen einen Spaziergang machst oder ins Fitnessstudio gehst, nutzt du dein Cortisol perfekt aus. Das Cortisol zu nutzen, wenn es in großen Mengen ausgeschüttet wird, ist wichtig für den Schlaf und für die Gesundheit insgesamt.

Auch bei nachmittäglichen Cortisolspitzen, die durch Stress ausgelöst werden, ist Bewegung eine wunderbare Methode, um das Cortisol aus dem System zu befördern. Lauf ein Stück, wenn du mit einer stressigen Situation konfrontiert wirst. Das hat in zweierlei Hinsicht einen positiven Einfluss auf den Cortisolspiegel. Zum einen machst du von diesem energiespendenden Hormon so Gebrauch, wie es eigentlich vorgesehen ist. Zum anderen signalisierst du deinem Gehirn damit, dass es nicht länger im Kampf-oder-Flucht-Modus bleiben muss. Wann immer Angst oder Sorge meine Gedanken bestimmen, laufe ich. Ich habe die Erfahrung gemacht, dass das eine der schnellsten Methoden ist, um Ängste zu lindern und den Cortisolspiegel zu senken.

Lass dich vom Licht der Mittagssonne leiten

Sobald du deine Morgenroutine auf deine hormonellen Bedürfnisse abgestimmt hast, solltest du deine Aufmerksamkeit anderen Tageszeiten zuwenden. Die Mittagssonne liefert dem Gehirn Informationen darüber, an welchem Punkt des Tagesablaufs wir uns befinden. Wenn wir noch einmal auf das Bild zurückgreifen, dass das Morgenlicht die Stoppuhr startet, dann signalisiert das Mittagslicht dem Gehirn, wie viele Stunden es noch dauert, bis wieder geschlafen wird. Wenn wir uns den ganzen Tag über in Innenräumen aufhalten und uns nicht dem Vollspektrumlicht der Mittagssonne aussetzen, kann das die zirkadiane Stoppuhr vollkommen durcheinanderbringen.

Ein kurzer, 20-minütiger Spaziergang zur Mittagszeit löst dieses Problem. Mittagslicht aktiviert außerdem die Serotoninrezeptoren in den Augen. Serotonin ist dein Wohlfühlhormon. Es macht gute Laune. Nach draußen zu gehen, damit das Gehirn dieses Vollspektrumlicht registrieren kann, bringt nicht nur deinen zirkadianen Rhythmus in den richtigen Takt, sondern hebt auch deine Stimmung.

Im Laufe des Nachmittags sinkt der Spiegel vieler energiespendender Wohlfühlhormone langsam ab. Cortisol erreicht beispielsweise gegen drei Uhr nachmittags einen Tiefpunkt. Das kann sich in Form eines Nachmittagslochs bemerkbar machen. Aus hormoneller Sicht ist der Cortisolspiegel gerade in den Keller gesackt. Wenn du nachts gut schlafen möchtest, solltest du dem Verlangen nach einer Tasse Kaffee am Nachmittag widerstehen. Das würde dich zweifellos in die Arme einer Cortisol-Regulationsstörung laufen lassen.

Plane Aufgaben möglichst für den ersten Teil des Tages

Das Interessante an den neurochemischen Stoffen, die an unseren zirkadianen Rhythmus gekoppelt sind, ist, dass in den Morgenstunden mehr energiespendende Stoffe ausgeschüttet werden und dass diese am Nachmittag und Abend langsam zurückgehen, während unser Körper sich auf den Schlaf einstellt. Mit diesem neurochemischen Rhythmus im Hinterkopf, bin ich dazu übergegangen, die meisten meiner Aufgaben auf den ersten Teil des Tages zu legen. Ich stehe um fünf Uhr auf, und mache meine Wunderstunden-Morgenroutine. Zwei Stunden nach dem Aufstehen mache ich mir eine Tasse Kaffee und beginne meinen Tag. Um acht Uhr stecke ich schon tief in einem Arbeitsprojekt. Nach ein paar Stunden Arbeit mache ich eine Pause, um Sport zu treiben, setze mich aber danach direkt wieder an die Arbeit. Mein Ziel ist es, die anstrengendsten Aufgaben meines Tages bis um vier Uhr nachmittags hinter mich zu bringen, was dem natürlichen Cortisolrhythmus entspricht. Danach wende ich mich, wenn möglich, Dingen zu, die mir Freude machen und mich entspannen, zum Beispiel dem Kochen, Gesprächen mit lieben Menschen oder der

Lektüre eines neuen Buchs. Mir ist bewusst, dass dein Tagesablauf es dir möglicherweise nicht erlaubt, alle anstrengenden Aufgaben auf den ersten Teil des Tages zu verlegen. Wenn du aber ernste Schlafprobleme hast, solltest du im Rahmen deiner Möglichkeiten versuchen, Aktivitäten, die viel Energie erfordern, möglichst auf den Tagesbeginn zu schieben. Indem du den Großteil deiner Arbeit auf den ersten Teil des Tages verlagerst, nutzt du nicht nur deine energiespendenden Hormone bestmöglich, sondern schützt dich auch vor einem neurochemischen Ungleichgewicht, das sich häufig einstellt, wenn Cortisolspitzen zu den falschen Tageszeiten auftreten.

Geh spielerisch an die Entwicklung dieser neuen Gewohnheit heran. An manchen Tagen ist es vielleicht nicht möglich, stressige Termine zu vermeiden. Aber wenn du es bewusst tust, wirst du feststellen, dass es Spaß macht, den Großteil der Aufgaben auf den ersten Teil des Tages zu konzentrieren. Außerdem kannst du dich so leichter auf Projekte einstellen, die viel Konzentration erfordern, und kannst in den Stunden, bevor du ins Bett gehst, langsam herunterfahren.

Umgib dich abends mit dem richtigen Licht

Die letzte grundlegende Strategie, die ich dir ans Herz legen möchte, ist, dass du dir eine Routine für die Stunden vor dem Zubettgehen zurechtlegst. Es gibt zwei Hormone, die eine wichtige Rolle spielen, wenn sich der Tag dem Ende zuneigt: Melatonin und Insulin. Am Ende des Tages sollte der Melatoninspiegel hoch und der Insulinspiegel niedrig sein. Das entspricht der natürlichen hormonellen Veranlagung. Wenn dein Melatoninspiegel um acht Uhr abends hoch und der Insulinspiegel niedrig ist, wird dir dies das Einschlafen erschweren. Ich möchte dir ein paar einfache Strategien an die Hand geben, damit das nicht passiert.

Zunächst einmal solltest du darauf achten, welchem Licht du am Ende des Tages ausgesetzt bist. Denk daran, dass das rote Licht des Sonnenuntergangs das Signal für die Melatoninproduktion gibt. Wenn du es schaffst, bei Sonnenuntergang einen Spaziergang zu machen und den roten Himmel zu betrachten, kurbelt das deine Melatoninproduktion an. Außerdem ist es für guten Schlaf wichtig, sich nach Sonnenuntergang möglichst wenig blauem Licht auszusetzen. Blaues Licht stoppt die Melatoninproduktion. Leider ist blaues Licht überall in unserem Zuhause zu finden. So enthält beispielsweise das Licht der LED-Leuchten, die sich in allen Zimmern befinden, blaues Licht. Das Handy, der Computerbildschirm und der Fernseher geben ebenfalls Wellen blauen Lichts ab. Wenn du also in der Hoffnung auf einen Melatoninanstieg einen Sonnenuntergangs-Spaziergang machst, danach aber in ein von blauem Licht erfülltes Zuhause zurückkehrst, wird sich der Melatoninanstieg des Spaziergangs möglicherweise nicht bemerkbar machen. Zum Glück werden sich mehr und mehr Menschen der schädlichen Wirkung von blauem Licht bewusst, und viele Geräte sind mittlerweile so konzipiert, dass sie abends das blaue Licht herausfiltern. Der einfachste erste Schritt ist, sich einen Nachtmodus-Filter für das Handy und den Computer zu besorgen. Die meisten Handys und Computer haben bereits die vorprogrammierte Option eines solchen Lichtfilters. Sollten deine Geräte jedoch nicht über diese Funktion verfügen, gibt es Filter zum Download, die sämtliches blaues Licht blockieren. Ein anderer Trick, den viele nutzen, sind Brillen mit Blaulichtfilter. Das ist eine einfache Möglichkeit, um abends das blaue Licht aus sämtlichen Quellen im Hause zu blockieren. Unabhängig davon, für welche Möglichkeit du dich entscheidest, solltest du dir darüber bewusst sein, dass diese Verlagerung des Lichtspektrums, mit dem du dich in den Stunden vor dem Zubettgehen umgibst, wichtig für dein Gehirn ist. Du darfst dabei nicht vergessen, dass Frauen in den Wechseljahren Hormone einbüßen, die für guten Schlaf sorgen. Das bedeutet, dass selbst dann, wenn es deinen Schlaf mit 30 nicht beeinträchtigt hat, abends von blauem Licht umgeben zu sein, das mittlerweile ganz anders sein kann.

Iss früher zu Abend

Wann du zu Abend isst, ist wichtig für guten Schlaf. Insulin und Melatonin verhalten sich gegenläufig: Mit steigendem Melatoninspiegel nimmt die Insulinresistenz zu, sinkt der Melatoninspiegel dagegen, steigt die Insulinsensitivität wieder an. Umgekehrt wird die Melatoninproduktion durch ein zu spätes Abendessen gestoppt. Durch eine einfache Umstellung der Abendessenszeit können wir dafür sorgen, dass der Melatoninhaushalt bestmöglich funktioniert. Viele Experten, die sich auf den zirkadianen Rhythmus spezialisiert haben, empfehlen, den Großteil der Nahrung bei Tageslicht einzunehmen. Das führt zu einer verbesserten Insulinsensitivität, was eine ausgeglichenere Insulinantwort ermöglicht, und es lässt Melatonin zu den richtigen Zeitpunkten am Tag glänzen.

Wenn du bisher noch nie etwas vom zirkadianen Rhythmus gehört hast, fühlst du dich von den Informationen, die ich hier zusammengetragen habe, vielleicht gerade etwas überwältigt. Lass dich davon nicht abschrecken. Es ist eine Kunst, sich einen Alltag aufzubauen, der sich am zirkadianen Rhythmus orientiert. Am Ende des Kapitels habe ich Schritte aufgelistet, die nötig sind, um die beschriebenen Strategien mühelos in deinen Alltag zu integrieren.

EMPFOHLENE SCHLAFSTRATEGIEN

Für Schlafprobleme wünschen sich viele eine schnelle Lösung. Allerdings liefern schnelle Lösungen selten nachhaltige gesundheitliche Veränderungen, insbesondere wenn es um den zirkadianen Rhythmus geht. Um dauerhaft gut zu schlafen, ist es notwendig, die richtige Tagesroutine zu entwickeln. Deshalb habe ich mit den grundlegenden Schlafstrategien begonnen. Wenn deine Tagesroutine erst einmal auf deinen zirkadianen Rhythmus abgestimmt ist, ist es an der Zeit, zwei weitere wichtige Schlafstrategien umzusetzen, die auf deine Urbedürfnisse abzielen.

DEINE URBEDÜRFNISSE

Die Abläufe in deinem Körper funktionieren nach einem fein abgestimmten System, das dich gesund hält, solange du es nicht störst. Fasten und eine abwechslungsreiche Ernährung, ein Mikrobiom-Reset, Entgiftungskuren und ein entschleunigter Alltag – all diese Dinge sind im Kern darauf ausgelegt, dich deiner ursprünglichen Natur wieder näher zu bringen. Wir Menschen befinden uns an einem Punkt in unserer Geschichte, an dem wir in einem evolutionären Gegensatz zu unserer modernen Welt stehen. Der pausenlose Zugang zu Nahrung, die übermäßige Blaulicht-Exposition, der schnell getaktete Alltag und die ständige Giftstoffbelastung haben unsere Gesundheit massiv aus dem Gleichgewicht gebracht. Dies schadet Frauen in den Wechseljahren enorm. Während unsere Hormonproduktion zurückgeht, nehmen die Stressoren der modernen Welt nur weiter zu. Der ununterbrochene Einfluss von physischen, emotionalen und chemischen Stressoren stört die natürliche Funktionsweise unseres Körpers und erschwert es ihm in den Wechseljahren abends zur Ruhe zu kommen. Heutzutage sind die meisten Frauen schon völlig erschöpft und in einem stressigen Alltag gefangen, wenn sie in die Wechseljahre kommen. Dieses hektische moderne Leben hat einen enormen Einfluss auf unseren Schlaf. Um wieder gut schlafen zu können, sollten wir einige Gewohnheiten unserer Urzeitvorfahren nachahmen. Mit den oben beschriebenen Strategien hast du diesen Prozess bereits im Hinblick auf Licht, Essen und Bewegung angestoßen.

Betrachten wir zu Beginn, wie die Schlafgewohnheiten einer Höhlenfrau ausgesehen haben könnten. Frauen in der Urzeit hatten keine andere Wahl, als sich dem Lichtrhythmus von Tag und Nacht anzupassen. Und trotzdem gibt es zwei weitere wichtige Lektionen zum Thema Schlaf, die wir von ihnen lernen können. Sie schliefen auf dem kalten, harten Boden, zugedeckt mit einem schweren Tierfell. Das ist wichtig, weil der Körper darauf eingestellt ist, in den Schlafmodus umzustellen, wenn die Körperkerntemperatur sinkt, und ein leichtes Gewicht auf dem Körper sorgt dafür, dass das Nervensystem sich beruhigt. So verrückt es auch klingen mag, aber der Körper ist darauf ausgelegt, in der Kälte zu schlafen. Das ist besonders wichtig für Frauen in den Wechseljahren, die die ganze Nacht über von Hitzewallungen geplagt sind. Es ist mittlerweile wissenschaftlich belegt, dass ein Signal an das Gehirn, dass es Zeit zum Schlafen ist, darin besteht, dass die Körperkerntemperatur abfällt. Es gibt verschiedene Möglichkeiten, das zu erreichen.

Zunächst einmal kannst du die Klimaanlage nachts hochstellen oder ein Fenster öffnen, um die kalte Nachtluft ins Schlafzimmer zu lassen. Dies kann für Frauen in den Wechseljahren, die nachts Hitzewallungen haben, eine absolute

Wohltat sein. Wenn es Sommer ist oder du in einem durchgängig warmen Klima lebst und keine Klimaanlage hast, empfehle ich dir eine kühlende Matratzenauflage. Die Matratzenauflage lässt sich nachts mithilfe eines Kühlsystems herunterkühlen. Du kannst sie sogar auf deine Wunschtemperatur einstellen. Für Frauen in den Wechseljahren ist das oberste Gebot für die nächtliche Temperaturregulation, die eigene Körpertemperatur eher niedrig zu halten. Trotz all der Schlafstrategien gibt es manche Nächte, in denen ich mich im Bett von einer Seite auf die andere wälze. Dann macht die Temperatur häufig den entscheidenden Unterschied. Wenn ich dann zur Steuerung meiner kühlenden Matratzenauflage greife und die Temperatur um ein paar Grad senke, schlafe ich häufig sofort ein. Das ist für mich wie ein kleines Wunder. Wenn du die Kälte nicht magst, dann klingt das wahrscheinlich furchtbar. Aber ich versichere dir, dass eine kleine Veränderung deiner Körperkerntemperatur ein wahres Wundermittel für den Schlaf ist.

Das andere Hilfsmittel, um unseren Urzeitvorfahren nachzueifern, sind Gewichtsdecken. Als ich das erste Mal von Gewichtsdecken hörte, klang das in meinen Ohren schrecklich. Ich konnte mir nicht vorstellen, dass ein Gewicht, das von oben auf meinen Körper drückt, mich entspannen könnte. Aber als ich mich mit den wissenschaftlichen Hintergründen beschäftigte und das Ganze aus der Perspektive unserer Urzeitvorfahren betrachtete, wurde mir klar, dass zusätzliches Gewicht vielleicht in eine Kerbe unserer urzeitlichen Prägung schlagen könnte. Genauso wie ein leichtes Absenken der Körperkerntemperatur den Schlafmodus aktiviert, tut es auch ein leichtes Gewicht, das den Körper beschwert. Eine kalte Matratze und eine etwas schwerere Decke ... damit schlafen wir wie eine echte Höhlenfrau. Ich habe festgestellt, dass der Trick bei Gewichtsdecken darin besteht, das für dich passende

Gewicht zu finden. Ich brauchte anfangs mehrere Versuche, um die richtige Decke für mich zu finden.

BONUS-SCHLAFSTRATEGIEN

Jetzt, da dein zirkadianer Rhythmus wiederhergestellt ist und wir uns um deine Urbedürfnisse gekümmert haben, bist du soweit, ein paar großartige Nahrungsergänzungsmittel auszuprobieren, die deinen Schlaf verbessern können. Denk immer daran, dass ein Nahrungsergänzungsmittel nur eine Ergänzung zu einem gesunden Lebensstil sein sollte. Häufig greifen wir zu Nahrungsergänzungsmitteln in der Hoffnung, ein akutes gesundheitliches Problem damit lösen zu können. Ich kann dir mit hundertprozentiger Sicherheit sagen, dass es kein Nahrungsergänzungsmittel für besseren Schlaf gibt, das bei jedem hilft. Ich weiß auch, dass Nahrungsergänzungsmittel sehr viel besser wirken, wenn vorher die Grundlagenarbeit geleistet wurde. In Bezug auf Schlaf habe ich festgestellt, dass sich Nahrungsergänzungsmittel, die erholsamen Schlaf unterstützten, in zwei Kategorien aufteilen lassen: diejenigen, die das Nervensystem beruhigen, und diejenigen, die den notwendigen Nährstoffbedarf decken.

NAHRUNGSERGÄNZUNGSMITTEL, DIE DAS NERVENSYSTEM BERUHIGEN

Du wirst nicht schlafen können, wenn dein Körper sich im Kampf-oder-Flucht-Modus befindet – da macht es keinen Unterschied, wie viele der Strategien du anwendest. Es verschafft deinem Körper keinen Überlebensvorteil, wenn du schläfst statt vor einem Tiger zu flüchten, der hinter dir her ist. Das sympathische Nervensystem bleibt aktiviert und signalisiert dem Gehirn, dass es an der Zeit ist, aufzustehen und die Flucht zu ergreifen. Das ist nicht die Botschaft, die du deinem Gehirn vermitteln willst, wenn du dich gerade ins Bett gelegt hast.

Daran wurde ich im ersten Jahr der Pandemie erinnert. Nach langen, stressigen Tagen in meiner Praxis kam ich nach Hause und führte dort intensive Diskussionen mit meinem Mann über all die belastenden Dinge, die zu dieser Zeit in der Welt passierten. Nach vielen dieser Diskussionen fühlte ich mich aufgewühlt und wütend. Nach einiger Zeit stellte ich fest, dass ich meine Gedanken nicht mehr abschalten konnte, wenn ich abends im Bett lag. Ich schloss einen Pakt mit meinem Mann, dass hitzige Diskussionen nach acht Uhr abends auf den nächsten Tag vertagt werden müssen. Es war wichtig für mich, dass mein Nervensystem um diese Uhrzeit langsam herunterfahren konnte. Dank dieser einen Veränderung meiner Abendroutine konnte ich mich nachts wieder wunderbar erholen, und das in wirklich stressigen Zeiten.

Es gibt Zeiten, da prasseln Stressfaktoren unaufhörlich auf uns ein. Unser Nervensystem hat keine Chance, aus dem Kampf-oder-Flucht-Modus herauszukommen. Es gibt drei bewährte Nahrungsergänzungsmittel, nach denen ich greife, um mein strapaziertes Nervensystem zu beruhigen.

Meine erste Empfehlung ist ein qualitativ hochwertiges CBD-Präparat. Aufgabe des endogenen Cannabinoid-Systems des Körpers ist es, sowohl das Gleichgewicht im Nervensystem als auch im Immunsystem aufrechtzuerhalten. Wenn dieses System nicht richtig arbeitet, wird es fast unmöglich, den Kampf-oder-Flucht-Modus wieder abzuschalten. In einer Welt, in der so viele mit Stress zu kämpfen haben, haben CBD-Präparate ziemlich Konjunktur und das aus gutem Grund! Ein paar

Stunden vor dem Schlafengehen ein gutes CBD-Präparat einzunehmen, kann sehr hilfreich sein, um aus dem Tagesstress in einen entspannteren Zustand überzugehen.

Wie findest du das für dich passende CBD-Präparat? Das perfekte CBD-Präparat zu finden, ist auf jeden Fall ein individueller Prozess. Das bedeutet, dass du herausfinden musst, worauf dein Körper am besten anspricht. Im Allgemeinen ist es hilfreich zu wissen, dass es im Gehirn verschiedene Arten von CBD-Rezeptoren gibt. Manche Rezeptoren sprechen am besten auf reines CBD an, andere lassen sich am besten mit einer niedrigen Dosis THC stimulieren. In der Welt des Cannabis hat sich in den letzten Jahren einiges getan. Vorbei sind die Tage, an denen man einfach reines CBD genommen hat. Ich habe festgestellt, dass mein Körper zum Schlafen und Entspannen am besten mit einer Mischung aus CBD, CBN und THC zurechtkommt. Das weiß ich aber nur, weil ich Jahre damit verbracht habe, auszuprobieren, welche Produkte für mich am besten funktionieren.

Meine zweite Empfehlung für den Abend ist Kava, eine Pflanzenmedizin mit beruhigender Wirkung. Die von Inselbewohnern der Südsee schon seit Jahrhunderten genutzte Pflanze stimuliert das parasympathische Nervensystem. Das ist der Teil des Nervensystems, der uns beruhigt. Häufig schlafen wir schlecht, weil dieser Teil unseres Nervensystems zu wenig genutzt wird. Wie bei einem Muskel, der nicht benutzt wird, wird auch das parasympathische Nervensystem schwächer, wenn wir es nicht trainieren. Das erschwert es, an Tagen, an denen wir uns in einem ständigen Kampf-oder-Flucht-Modus befunden haben, den Schalter umzulegen. Hier kann Kava helfen, indem es unserem parasympathischen Nervensystem ordentlich unter die Arme greift. Kava aktiviert den Teil des Nervensystems, der für Erholung und Verdauung zuständig ist.

Das Mittel eignet sich ausgezeichnet, um es nach dem Abendessen anzuwenden. Das parasympathische Nervensystem zu diesem Zeitpunkt am Tag zu aktivieren, unterstützt uns nicht nur bei der Verdauung des Essens, sondern versetzt uns auch in einen entspannteren Zustand. (Hinweis der Redaktion: Im deutschsprachigen Raum sind Medikamente mit Kava verboten. Es sind ausschließlich homöopathische Darreichungsformen erhältlich.)

Das letzte Nahrungsergänzungsmittel zur Beruhigung des Nervensystems, das nach meiner Erfahrung grundsätzlich hilfreich ist, ist eine sonderbare kleine Fettsäureverbindung namens Phosphatidylserin. Dieser einzigartige Nährstoff ist dafür bekannt, dass er die körpereigene Cortisolproduktion um 50 bis 70 Prozent reduziert. Ich greife häufig zu diesem Mittel, wenn ich morgens um zwei Uhr wach werde und meine Gedanken sich im Kreis drehen. Eine geringe Dosis senkt in diesem Moment meinen Cortisolspiegel, beruhigt meinen angespannten Verstand und hilft mir dabei, wieder einzuschlafen. Wenn mein hektischer Alltag als Rushing Woman neue Höhen erreicht, sorge ich dafür, dass ich dieses Nahrungsergänzungsmittel immer griffbereit habe. Ich habe es schon am späten Nachmittag eingenommen, als der Stress des Tages noch in vollem Gange war. Ich habe es schon um neun Uhr abends genommen, wenn ich Schwierigkeiten hatte, mich zu entspannen und Müdigkeit zuzulassen. Für mich fühlt es sich so an, als würde ich einen Schalter umlegen, der mich sofort aus dem Kampf-oder-Flucht-Modus herausholt und mich wieder in Einklang mit meinem Schlafrhythmus bringt.

NAHRUNGSERGÄNZUNGSMITTEL, UM DEN NOTWENDIGEN NÄHRSTOFFBEDARF ZU DECKEN

Wenn all diese Schlaftipps bei dir nicht helfen, ist es vielleicht an der Zeit, zu prüfen, ob du unter einem Nährstoffmangel leidest. Die zwei am meisten verbreiteten Mängel, die meiner Erfahrung nach den Schlaf von Frauen in den Wechseljahren beeinflussen, betreffen Magnesium und Melatonin. Magnesium ist ein wichtiger Mineralstoff, den wir brauchen, um viele unserer Hormone zu produzieren, allen voran Progesteron. Von den Sexualhormonen ist Progesteron dasjenige, das beim Schlafen hilft. Während der Wechseljahre geht die Progesteronproduktion zurück, was zu Schlaflosigkeit beiträgt. Das oberste Gebot in den Wechseljahren lautet, den Sexualhormonspiegel so hoch zu halten wie altersentsprechend möglich. Das heißt, wenn wir die Progesteronproduktion maximieren wollen, empfiehlt es sich, Magnesium zuzuführen.

Es gibt viele unterschiedliche Arten von Magnesium, da dieser wichtige Nährstoff nicht nur die Progesteronproduktion fördert, sondern auch eine beruhigende Wirkung auf viele Körpergewebe hat. Magnesiumcitrat beispielsweise entspannt den Darmtrakt und ist daher ein hervorragendes Nahrungsergänzungsmittel bei Verstopfung. Magnesiumthreonat wirkt in angespannten Momenten beruhigend auf das Gehirn. Für besseren Schlaf empfehle ich ein Nahrungsergänzungsmittel, das eine Mischung der verschiedenen Magnesiumarten enthält. Es kann passieren, dass du ein paar unterschiedliche ausprobieren musst, bevor du eines findest, das bei dir gut wirkt. Weil die meisten unserer Lebensmittel auf mineralstoffarmen Böden wachsen, sind die meisten von uns von einem Magnesiummangel betroffen. Ich kann dir gar nicht aufzählen, wie viele Frauen in den Wechseljahren schon ihren Schlaf durch die Einnahme von Magnesium direkt vor dem Schlafengehen verbessern konnten. Probier es 30 Tage lang aus und beobachte, ob du einen Unterschied feststellen kannst. Viele berichten auch, dass sie tiefer und erholsamer schlafen, wenn sie Magnesium einnehmen.

Das Schlafpräparat, das ich erst als letzten Ausweg empfehle, ist ausgerechnet Melatonin, und ich verrate dir auch warum. So gut Melatonin auch wirken mag, sollten wir zuerst sicherstellen, dass der Körper alles Nötige tut, um es selbst zu produzieren. Wenn wir zusätzliches Melatonin von außen zuführen, kann es passieren, dass der Körper die natürliche Produktion herunterfährt. Du solltest alles dafür tun, den Körper dabei zu unterstützen, auf natürliche Weise einzuschlafen und durchzuschlafen.

Sobald der Körper registriert, dass ein Hormon aus externer Quelle zugeführt wird, kann es passieren, dass er die eigene Produktion einstellt. Viele Frauen machen diese Erfahrung mit Schilddrüsenmedikamenten. Wenn sie einmal angefangen haben, ein synthetisches Schilddrüsenhormon einzunehmen, müssen sie es weiter nehmen, da die natürliche Produktion dieses Hormons langsam zurückgeht. Ich möchte sicherstellen, dass alle körpereigenen Ressourcen zur Melatoninproduktion ausgeschöpft wurden, bevor ich Melatonin als letztes Mittel empfehle. Wenn du allerdings einen tatsächlichen Melatoninmangel hast, kann die Einnahme eines Ergänzungsmittels dir beim Schlafen helfen, während du der Ursache des Mangels auf den Grund gehst.

Der beste Test, um herauszufinden, ob bei dir ein Mangel vorliegt, ist der DUTCH-Hormontest, den ich in diesem Buch schon mehrmals erwähnt habe. Es ist zweifellos mein Favorit unter den Hormontests für Frauen. Einer der Gründe dafür ist, dass er neben vielen anderen Werten auch den Melatoninspiegel bestimmt. Für Frauen mit einem Mangel kann ein Melatonin-Präparat in den Wechseljahren wahre Wunder bewirken, was den Schlaf betrifft.

WIE DU ALLES ZUSAMMENFÜGST.

Hoffentlich siehst du jetzt einen Lebensstil klar vor dir, mit dessen Hilfe du wieder leicht in den Schlaf finden wirst. Wenn wir in die Wechseljahre kommen, ändern sich die Regeln an der Schlaffront. Dann passiert es häufig, dass Frauen auf Pillen zurückgreifen, um wieder schlafen zu können. Ich hatte schon so viele schlaflose Nächte, dass ich den Wunsch verstehe, die perfekte Pille zu finden, sei es ein Medikament oder ein Nahrungsergänzungsmittel. Wir wollen doch einfach nur abends das Gehirn abschalten und den Körper entspannen. Das scheint ein einfacher Wunsch zu sein. Aber für Frauen in den Wechseljahren ist das nicht so einfach. Du hast jetzt das notwendige Verständnis für dieses komplexe Thema, bleib also am Ball! Ich habe dir hier verschiedenen Strategien vorgestellt. Geh nun spielerisch an die Sache heran, und probier sie aus. Finde heraus, welche Strategien bei dir am besten funktionieren. Wenn eine Strategie nicht mehr funktioniert, schreib sie nicht ganz ab, vielleicht hilft sie dir irgendwann wieder weiter. Im Folgenden habe ich die von mir empfohlenen Schritte aufgelistet, mit denen du eine individuelle Routine entwickeln kannst, um wieder mühelos in den Schlaf zu finden. Mit etwas Zeit, Experimentierfreude und Neugier wirst auch du wieder ruhig schlafen, das verspreche ich dir!

Schritte, um wieder leichter in den Schlaf zu finden:

- Steh bei Sonnenaufgang auf.
- Trink die erste Tasse Kaffee erst zwei Stunden nach dem Aufstehen.
- Erst Meditieren, dann E-Mails checken.
- Treib möglichst am Morgen Sport.
- Verlager anstrengende Aufgaben auf den ersten Teil des Tages.
- Mach einen 20-minütigen Spaziergang, um Mittagssonne zu tanken.
- Mach kurze, 5-minütige Spaziergänge, wenn der Stress dich am Nachmittag einholt.
- Iss früher zu Abend, um dir die maximale Insulinsensitivität zunutze zu machen.
- Sorg dafür, dass deine Augen das rote Licht des Sonnenuntergangs wahrnehmen.
- Trag nach Sonnenuntergang eine Brille mit Blaulichtfilter.
- Sorge dafür, dass deine Körpertemperatur nachts absinken kann.
- Leg dir eine Gewichtsdecke zu.
- Finde ein CBD- oder Kava-Präparat, das für dich gut funktioniert.
- Versuch es abends mit phosphatidylserinhaltigen Präparaten, um den Cortisolspiegel senken.
- Ergänze deine Ernährung mit einem Magnesium-Präparat.
- Lass dich auf einen Melatoninmangel testen, und nimm, wenn nötig, ein entsprechendes Ergänzungsmittel ein.

Anhang

Anmerkungen

1. Ho, Kian Y. et al., „Fasting Enhances Growth Hormone Secretion and Amplifies the Complex Rhythms of Growth Hormone Secretion in Man“, in: *The American Society for Clinical Investigation,* Bd. 81 (April 1988), S. 968–975.

2. Mihaylova, Maria M. et al., „Fasting Activates Fatty Acid Oxidation to Enhance Intestinal Stem Cell Function during Homeostasis and Aging“, in: *Cell Stem Cell,* Bd 22,5 (2018), S. 769–778, e4.

3. Rangan, P. et al., „Fasting-Mimicking Diet Modulates Microbiota and Promotes Intestinal Regeneration to Reduce Inflammatory Bowel Disease Pathology“, in: *Cell Reports,* Bd. 26 (3. März 2019), S. 10.

4. Adawi, Mohammad et al., „Ramadan Fasting Exerts Immunomodulatory Effects: Insights from a Systematic Review“, in: *Frontiers in Immunology,* Bd. 8 (27. November 2017), S. 1144.

5. Patterson, Ruth E. et al., „Intermittent Fasting and Human Metabolic Health“, in: *Journal of the Academy of Nutrition and Dietetics,* Bd. 115, 8 (2015), S. 1203–1212.

6. Bahijri, Suhard M. et al., „Effect of Ramadan Fasting in Saudi Arabia on Serum Bone Profile and Immunoglobulins",in: *Therapeutic Advances in Endocrinology and Metabolism,* Bd. 6, 5 (2015), S. 223–232.

7. Looker, Claire et al., „Influenza Vaccine Response in Adults Exposed to Perfluorooctanoate and Perfluorooctanesulfonate", in: *Toxicological Sciences: An Official Journal of the Society of Toxicology,* Bd.138, 1 (2014), S. 76–88.

8. National Institute of Environmental Health Sciences, U.S. Department of Health and Human Services, „Immunotoxicity Associated with Exposure to Perfluorooctanoic Acid (PFOA) or Perfluorooctane Sulfonate (PFOS)", in: *National Toxicology Programme* (September 2016).

9. Desai, Maunil K. und Roberta Diaz Brinton, „Autoimmune Disease in Women: Endocrine Transition and Risk Across the Lifespan", in: *Frontiers in Endocrinology,* Bd. 10 (29. April 2019), S. 265.

10. Darbre, Philippa D., „The history of endocrine-disrupting chemicals", in: *Current Opinion in Endocrine and Metabolic Research,* Bd. 7 (2019).

11. Wunsch, Alexander und Karsten Matuschka, „A Controlled Trial to Determine the Efficacy of Red and Near-Infrared Light Treatment in Patient Satisfaction, Reduction of Fine Lines, Wrinkles, Skin Roughness, and Intradermal Collagen Density Increase", in: *Photomedicine and Laser Surgery,* Bd. 32, 2 (2014), S. 93–100.

12. Höfling, Danilo B. et al., „Low-Level Laser in the Treatment of Patients with Hypothyroidism Induced by Chronic Autoimmune Thyroiditis: A Randomized, Placebo-Controlled Clinical Trial“, in: *Lasers in Medical Science*, Bd. 28, 3 (2013), S. 743–753.

13. B. A. Russell, N. Kellett und L. R. Reilly, „A Study to Determine the Efficacy of Combination LED Light Therapy (633 nm and 830 nm) in Facial Skin Rejuvenation“, in: *Journal of Cosmetic and Laser Therapy*, Bd. 7, 3–4 (2005), S. 196–200.

14. Sircus, Mark Ac., OMD, „Detoxification Through the Skin“, in: *International Medical Veritas Association* (6. März 2005); auch in: *REJUV Aesthetics & Wellness* (6. März 2020).

15. Kawada, Shigeo et al., „Effects of hyperoxia and hypoxia on the proliferation of C2C12 myoblasts“, in: *American Journal of Physiology. Regulatory, Integrative and Comparative Physiology*, Bd. 321, 4 (2021), S. R572–R587.

16. Novak, Sanja et al., „Anti-Inflammatory Effects of Hyperbaric Oxygenation During DSS-Induced Colitis in BALB/c Mice Include Changes in Gene Expression of HIF-1945 α, Proinflammatory Cytokines, and Antioxidative Enzymes“, in: *Mediators of Inflammation*, Bd. 7141430 (2016).

17. Ehnert, Sabrina et al., „Translational Insights into Extremely Low Frequency Pulsed Electromagnetic Fields (ELF-PEMFs) for Bone Regeneration After Trauma and Orthopedic Surgery“, in: *Journal of Clinical Medicine*, Bd. 8 (29. April 2019), Nr. 12: 2028.

18. Weber-Rajek, Magdalena et al., „Whole-Body Vibration Exercise in Postmenopausal Osteoporosis“, in: *Przeglad menopauzalny (Menopause Review)*, Bd. 14, 1 (2015), S. 41–47.

19. Lelic, Dina und Heidi Havvik et al., „Manipulation of Dysfunctional Spinal Joints Affects Sensorimotor Integration in the Prefrontal Cortex: A Brain Source Localization Study“, in: *Neural Plasticity*, Bd. 3704964 (2016).

Literaturverzeichnis

Adawi, Mohammad et al., „Ramadan Fasting Exerts Immunomodulatory Effects: Insights from a Systematic Review“, in: *Frontiers in Immunology*, Bd. 8 (27. November 2017), S. 1144.

B. A. Russell, N. Kellett und L. R. Reilly, „A Study to Determine the Efficacy of Combination LED Light Therapy (633 nm and 830 nm) in Facial Skin Rejuvenation“, in: *Journal of Cosmetic and Laser Therapy*, Bd. 7, 3–4 (2005), S. 196–200.

Bahijri, Suhard M. et al., „Effect of Ramadan Fasting in Saudi Arabia on Serum Bone Profile and Immunoglobulins“,in: *Therapeutic Advances in Endocrinology and Metabolism*, Bd. 6, 5 (2015), S. 223–232.

Cabeca, Anna, *The Hormone Fix* (Die Korrektur der Hormone), London: Quercus 1919.

Darbre, Philippa D., „The history of endocrine-disrupting chemicals“, in: *Current Opinion in Endocrine and Metabolic Research*, Bd. 7 (2019).

Desai, Maunil K. und Roberta Diaz Brinton, „Autoimmune Disease in Women: Endocrine Transition and Risk Across the Lifespan“, in: *Frontiers in Endocrinology,* Bd. 10 (29. April 2019), S. 265.

Ehnert, Sabrina et al., „Translational Insights into Extremely Low Frequency Pulsed Electromagnetic Fields (ELF-PEMFs) for Bone Regeneration After Trauma and Orthopedic Surgery“, in: *Journal of Clinical Medicine,* Bd. 8 (29. April 2019), Nr. 12: 2028.

Ho, Kian Y. et al., „Fasting Enhances Growth Hormone Secretion and Amplifies the Complex Rhythms of Growth Hormone Secretion in Man“, in: *The American Society for Clinical Investigation,* Bd. 81 (April 1988), S. 968–975.

Höfling, Danilo B. et al., „Low-Level Laser in the Treatment of Patients with Hypothyroidism Induced by Chronic Autoimmune Thyroiditis: A Randomized, Placebo-Controlled Clinical Trial“, in: *Lasers in Medical Science,* Bd. 28, 3 (2013), S. 743–753.

Kawada, Shigeo et al., „Effects of hyperoxia and hypoxia on the proliferation of C2C12 myoblasts“, in: *American Journal of Physiology. Regulatory, Integrative and Comparative Physiology,* Bd. 321, 4 (2021), S. R572–R587.

Lelic, Dina und Heidi Havvik et al., „Manipulation of Dysfunctional Spinal Joints Affects Sensorimotor Integration in the Prefrontal Cortex: A Brain Source Localization Study“, in: *Neural Plasticity,* Bd. 3704964 (2016).

Looker, Claire et al., „Influenza Vaccine Response in Adults Exposed to Perfluorooctanoate and Perfluorooctanesulfonate“, in: *Toxicological Sciences: An Official Journal of the Society of Toxicology,* Bd.138, 1 (2014), S. 76–88.

Mihaylova, Maria M. et al., „Fasting Activates Fatty Acid Oxidation to Enhance Intestinal Stem Cell Function during Homeostasis and Aging“, in: *Cell Stem Cell,* Bd 22,5 (2018), S. 769–778, e4.

National Institute of Environmental Health Sciences, U.S. Department of Health and Human Services, „Immunotoxicity Associated with Exposure to Perfluorooctanoic Acid (PFOA) or Perfluorooctane Sulfonate (PFOS)“, in: *National Toxicology Programme* (September 2016).

Novak, Sanja et al., „Anti-Inflammatory Effects of Hyperbaric Oxygenation During DSS-Induced Colitis in BALB/c Mice Include Changes in Gene Expression of HIF-1945 α, Pro-inflammatory Cytokines, and Antioxidative Enzymes“, in: *Mediators of Inflammation,* Bd. 7141430 (2016).

Patterson, Ruth E. et al., „Intermittent Fasting and Human Metabolic Health“, in: *Journal of the Academy of Nutrition and Dietetics,* Bd. 115, 8 (2015), S. 1203–1212.

Rangan, P. et al., „Fasting-Mimicking Diet Modulates Microbiota and Promotes Intestinal Regeneration to Reduce Inflammatory Bowel Disease Pathology“, in: *Cell Reports,* Bd. 26 (3. März 2019), S. 10.

Sircus, Mark Ac., OMD, „Detoxification Through the Skin“, in: *International Medical Veritas Association* (6. März 2005); auch in: *REJUV Aesthetics & Wellness* (6. März 2020).

Weber-Rajek, Magdalena et al., „Whole-Body Vibration Exercise in Postmenopausal Osteoporosis“, in: *Przeglad menopauzalny (Menopause Review)*, Bd. 14, 1 (2015), S. 41–47.

Weaver, Libby, *Das Rushing Women Syndrom: Was Dauerstress unserer Gesundheit antut*, Stuttgart: Trias 2020.

Wunsch, Alexander und Karsten Matuschka, „A Controlled Trial to Determine the Efficacy of Red and Near-Infrared Light Treatment in Patient Satisfaction, Reduction of Fine Lines, Wrinkles, Skin Roughness, and Intradermal Collagen Density Increase“, in: *Photomedicine and Laser Surgery*, Bd. 32, 2 (2014), S. 93–100.

Register

H

I

J

K

Beispiele aus der Praxis

Dank

Ich erinnere mich noch an eine schlaflose Nacht mit Anfang 40, in der ich dachte: „Wie halten Frauen diesen Wechseljahreswahnsinn nur jahrelang durch? Es muss doch einen anderen Weg als das Durchhalten geben!“ Es war zwei Uhr morgens, als ich mir selbst das Versprechen gab, diesen besseren Weg zu finden. Ich würde mich den Leiden dieser Erfahrung nicht einfach ergeben. Kaum hatte ich diese Entscheidung getroffen, bekam ich die ersten Antworten auf meine Fragen.

Einige wunderbare Menschen traten in mein Leben, um mich auf meinem Weg durch die Wechseljahre zu begleiten. Der erste war einer der wichtigsten Mentoren meiner Karriere, Dr. Daniel Pompa. Von ihm lernte ich das Denken neu. Seit fünf Jahren habe ich das Glück, bei diesem brillanten Mann die menschliche Gesundheit zu studieren. Dr. Pompa und mich verbindet ein großer Respekt vor der Intelligenz des menschlichen Körpers. Was er lehrt, hat mir gezeigt, dass man immer über das Symptom hinausschauen und rückwärts arbeiten muss, um die tatsächliche Ursache für das Auftreten eines Symptoms zu finden. Ich bin so dankbar für Dr. Pompas unstillbaren Wissensdurst, während er versucht zu verstehen, welche Faktoren die Selbstheilungskräfte unseres Körpers einschränken und wie wir unsere körpereigene Intelligenz anzapfen können, um Heilungsprozesse zu beschleunigen.

Die zweite Person, die in dieser Phase für mich da war, war Andrea Siebert. Wir alle brauchen eine Freundin wie Andrea in unserem Leben. Als mein von den Wechseljahren gebeuteltes Gehirn mich mit Sorgen und Ängsten erfüllte, war Andrea da, um mit Worten der Hoffnung und des Vertrauens dagegenzuhalten. In Momenten, in denen ich Schwierigkeiten hatte, die Teile meines eigenen Gesundheitspuzzles richtig zusammenzusetzen, war Andrea für mich da, um mir neue Perspektiven aufzuzeigen und mich an die heilende Kraft der Selbstliebe zu erinnern. Ohne ihre Freundschaft und Weisheit weiß ich nicht, wie ich es durch die Wechseljahre geschafft hätte.

Dann ist da noch meine liebe Jessica Siebenhaar. Von dem Moment an, als wir Dr. Pompa auf der Cal-Jam-Bühne sprechen sahen, wussten Jessica und ich, dass wir es uns zur Aufgabe machen würden, die Welt zu entgiften. Jessica hat das unglaubliche Talent, meine verrückten Ideen in Systeme zu verwandeln, mit denen wir unserer Community am besten helfen können. Meine Patienten fragen mich häufig, wie ich es schaffe, so viele Dinge auf einmal zu tun, und die Antwort lautet: Jessica. Dank ihr kann ich mich weiterhin auf die Visionen konzentrieren, während sie sich darum kümmert, wie wir diese Visionen in die Tat umsetzen. Wir retten nicht nur gemeinsam die Welt, reisen zu teilweise sehr überraschenden Orten, um Neues zu lernen, und machen gemeinsam Überstunden, wir haben auch schon die verrücktesten Dinge zusammen erlebt, die mir einige der besten Lacher meines Lebens beschert haben. Ich könnte niemals so vielen Menschen helfen, wie wir es tun, ohne sie an meiner Seite zu haben.

Ich sage den Leuten immer: „Wenn Sie große Träume haben, die Sie verwirklichen möchten, brauchen Sie einen Mental Coach.“ Seit einigen Jahren erfüllt Katie Peuvrelle diese Rolle für mich. Unser Verstand kann unser bester Freund oder unser schlimmster Feind sein. Das eigene Denken zu trainieren, ist entscheidend, um auf Kurs zu bleiben. Manche Leute haben eine Fitnesstrainerin, ich habe eine Mentaltrainerin. Katie hat mir dabei geholfen, die Glaubenssätze zu erkennen, die mich behindert haben, und sie hat mir eine neue Denkweise beigebracht, die es mir ermöglicht, mir ein Leben aufzubauen, wie ich es mir bisher nur erträumen konnte. Wenn mir der Weitblick fehlte, half Katie mir dabei, den nächsten Schritt auf meinem Weg zu erkennen. Ich bin ihr sehr dankbar für ihre Weisheit und ihre Freundschaft.

Ich möchte auch meinem Team danken. Ich arbeite mit wunderbaren, herzensguten Menschen zusammen, die die Welt verändern wollen. Ich liebe meine Leute! Danke, Dana, Cardinal, Eliza, Dr. Catie, Katelynn, Rachel, Debbie und Pelin. Ich freue mich, gemeinsam mit euch allen mehr Gesundheit verwirklichen zu können!

Ich bin so dankbar, dass ich mit meinem besten Freund verheiratet bin. Mein Ehemann Sequoia ist mein Fels in der Brandung. Ich verarbeite Dinge, indem ich über sie spreche, und niemand hat mehr Dinge mit mir verarbeitet als Sequoia. Er ist geduldig, einfühlsam und steht mir immer mit Feedback zur Seite. Als ich an meinem Tiefpunkt war, hat er mir wieder aufgeholfen und mir gut zugesprochen. Er hat an mich geglaubt in Zeiten, in denen ich den Glauben an mich selbst verloren hatte. Ich schätze mich glücklich, mit diesem tollen Mann zwei Kinder großgezogen und mehrere Unternehmen geführt zu haben. Ich liebe es, gemeinsam mit ihm durchs Leben zu gehen!

Zu guter Letzt möchte ich euch danken, meinen Leserinnen. Ich habe dieses Buch geschrieben, weil viele von euch wissen wollten, wie sich die Prinzipien, die ich über Social Media vermittle, auf ihr Leben in den Wechseljahren anwenden lassen. Vielen Dank für euren Mut, nach neuen Antworten auf eure Gesundheitsfragen zu suchen! Jede Woche wenden sich Tausende von euch an mich, und so viele von euch sind auf der Suche nach Möglichkeiten, ihre Symptome zu kurieren, ohne dabei auf Medikamente zurückzugreifen. Dieses Vorgehen gibt euch die Kontrolle zurück. Ihr wisst, dass in eurem Inneren eine Weisheit schlummert, die euch heilen kann, doch ihr wisst nicht, wie ihr euch diese Weisheit erschließen könnt. Anstatt auf eine Pille oder eine Operation zurückzugreifen, um das Problem zu beheben, stellt ihr euch die Frage: „Was kann ich tun, um mir selbst zu helfen?" Das ist genau die Frage, die du dir stellen solltest. Davor ziehe ich meinen Hut!

Dieses Buch ist mein Geschenk an dich. Ich hoffe aus tiefstem Herzen, dass dieses Buch dir Hoffnung macht und dir dabei hilft, die natürliche Kraft deines Körpers zu entdecken.

Über die Autorin

Dr. Mindy H. Pelz, Ärztin für Chiropraktik, ist Bestseller-Autorin, Keynote Speaker und Expertin für Ernährung und funktionelle Medizin. Seit über zwei Jahrzehnten unterstützt sie Tausende von Menschen dabei, wieder ein gesundes Leben zu führen. Sie ist eine angesehene Persönlichkeit auf dem Gebiet der alternativen Medizin und lehrt als eine der Pionierinnen der Fastenbewegung die Grundlagen zu Themen wie „Fasten im Alltag“, „Abwechslungsreiche Ernährung“, „Entgiftung“, „Hormonhaushalt“ und mehr. Die Videos auf ihrem erfolgreichen YouTube-Kanal, in denen sie ihre Follower regelmäßig über die neuesten wissenschaftsgestützten Hilfsmittel und Methoden informiert, haben insgesamt über 24 Millionen Aufrufe. Sie moderiert einen der erfolgreichsten Wissenschaftspodcasts, mit dem Titel *The Resetter Podcast,* und hat drei Bestseller verfasst: *Gesund & schlank mit der Zyklusernährung, Dein Stoffwechselturbo für die Wechseljahre* und *The Reset Factor Kitchen*. Dr. Mindy Pelz hatte bereits Auftritte in den US-Fernsehshows *Extra TV* und *The Doctors*. Ihre Arbeit wurde in Magazinen wie *Muscle & Fitness, Well + Good, SheKnows, Healthline* und weiteren vorgestellt.

Um mehr über Dr. Mindy Pelz und ihre Arbeit zu erfahren, besuche www.drmindypelz.com.

Sie können ihr auch auf den verschiedenen Social-Media-Plattformen folgen, auf denen sie wöchentlich neue Inhalte veröffentlicht:

YouTube: youtube.com/drmindypelz

Facebook: facebook.com/drmindypelz/

Facebook-Gruppe: „Resetter Collaborative“: facebook.com/groups/resetters/

Instagram: @dr.mindypelz

Hinweis:

Dieses Buch enthält allgemeine Informationen und Ratschläge zu den möglichen Vorteilen des Fastens. Es ersetzt keinen personalisierten ärztlichen Rat. Wie bei jeder gesundheitlichen Umstellung solltest du zuerst deinen Arzt konsultieren, bevor du die in diesem Buch empfohlenen Methoden umsetzt, um sicherzugehen, dass sie in deinem individuellen Fall geeignet sind. Weder Autorin noch Herausgeber übernehmen Verantwortung für eventuelle nachteilige Auswirkungen, die aus der Anwendung oder Umsetzung der in diesem Buch enthaltenen Informationen resultieren könnten.

1. Auflage

produktsicherheit@penguinrandomhouse.de
(Vorstehende Angaben sind zugleich Pflichtinformationen nach GPSR)

Projektleitung: Eva M. Salzgeber
Producing: SAW Communications, Redaktionsbüro Dr. Sabine A. Werner, Dahn
Übersetzung: SAW Communications, Mia Kessler
Redaktion: SAW Communications, Dr. Sabine A. Werner
Satz: SAW Communications in Zusammenarbeit mit alles mit Medien, Anke Enders, Sprendlingen

Druck & Bindung: GGP Media GmbH, Pößneck
Printed in Germany

FSC www.fsc.org MIX Papier | Fördert gute Waldnutzung FSC® C014496

ISBN 978-3-517-10393-8
www.suedwest-verlag.de